Fortschritte der Zellular Medizin

Dr. med. Matthias Rath

6. Auflage Mai 2002

AF823109

MR Publishing Inc.
Postbus 859,
NL 7600 AW Almelo
Tel: 0031-546-533 320
Fax: 0031-546-533 343

„Wir werden noch eine Zeit erleben, wo wir uns nicht mehr wie Verbrecher umzublicken haben, wenn wir sagen: zwei mal zwei ist vier."

Bertolt Brecht, „Leben des Galilei"

Inhaltsangabe

Einleitung

- Vorwort
- Das Ende von Volkskrankheiten
- Statistik der Weltgesundheitsorganisation
- Schlüsselfrage der Zellular Medizin
- Wie Zellen durch den Körper wandern
- Welche Zellsysteme können Kollagen „verdauen"?

Vorwort

Dieses Buch faßt die Fortschritte der Zellular Medizin im Kampf gegen verschiedene Formen von Krebs, Infektionskrankheiten sowie andere schwere Krankheiten zusammen. Es bildet die Grundlage dafür, dass auch die Krebs-Epidemie, nach dem Herztod die zweitgrößte Geißel der Menscheit, ihre Bedrohung verliert. Es deckt die entscheidenden Mechanismen auf, wie sich Krebszellen im Körper ausbreiten und wie dieser Vorgang auf natürliche Weise blockiert werden kann. Und dies alles *ohne* Chemotherapie, Bestrahlung und andere gefährliche Sackgassen der herkömmlichen Medizin. Auch bei der Bekämpfung von Krebs können mit Hilfe der Zellular Medizin *auf natürliche Weise* Heilerfolge erzielt werden, die in der heutigen Schulmedizin noch als undenkbar gelten.

Die wissenschaftlichen Grundlagen dieses Buches habe ich bereits 1992 in Fachzeitschriften veröffentlicht. Mit dem vorliegenden Buch wird dieser medizinische Durchbruch erstmals direkt und in allgemeinverständlicher Form einem breiten Leserkreis von Patienten, Betroffenen und Interessierten zugänglich gemacht. Dieser Durchbruch der Zellular Medizin im Bereich von Krebs und Infektionskrankheiten ist ein weiteres Beispiel, wie ein medizinischer Fortschritt, der Millionen Menschenleben hätte retten können, jahrzehntelang durch die Pharmaindustrie totgeschwiegen wurde, die am Fortbestand dieser Krankheiten ein milliardenschweres Interesse haben.

Hunderttausende Patienten jedes Jahr bezahlen die Methoden, mit denen der weltweite Interessenverband der Pharmaindustrie - das Pharma-Kartell - seine weltumspannende Macht zu sichern versucht, mit dem Leben: Das Pharma-Kartell vernebelt gezielt die einfachen und logischen Ursachen von Volkskrankheiten. Nur wenn die Menschen die logischen Vorgänge in ihrem Körper nicht verstehen, sind sie bereit, weiterhin Pillen zu schlucken, deren Wirkung höchst zweifelhaft ist, und deren schwerwiegende Nebenwirkungen mehr Todesopfer fordern, als im Straßenverkehr.

Mit Hilfe komplizierter Diagnosebegriffe und der lateinischen Sprache sind Millionen Patienten solange entmündigt worden, bis sie die Verantwortung für ihre Gesundheit und ihren Körper „freiwillig" den Interessen des Pharma-Kartells aushändigten. Doch die Zeiten der Umnachtung und Entmündigung durch eine Gruppe skrupelloser Geschäftemacher in den Chefetagen der Pharmakonzerne sind endgültig vorbei.

Jedes Schulkind versteht heute den Sachverhalt meines ersten Buches, dass Tiere keinen Herzinfarkt kennen, weil ihr Körper genügend eigenes Vitamin C produziert. Die Erkenntnis, dass Herzinfarkt keine Krankheit ist, sondern die Folge von Vitaminmangel und damit verhinderbar, macht einen milliardenschweren Markt an fragwürdigen Pharmapräparaten überflüssig. Mehr noch, der Nebelschleier der Pharmaindustrie über der Volkskrankheit Herzinfarkt ist zerrissen. Aus unwissenden Patienten werden mündige Bürger, die ihre Gesundheitsinteressen immer mehr selbst in die Hand nehmen.

Mit dem vorliegenden Buch wird auch der Nebelschleier der Pharmaindustrie über der Krebskrankheit zerrissen. Auch diese Erkenntnisse sind so logisch, dass sie schon bald zu Selbstverständlichkeiten geworden sind.

Wenn Ihnen die Informationen dieses Buches helfen, dann bleiben Sie nicht still sitzen. Tun Sie etwas! Ich lade Sie ein, machen Sie mit beim Aufbau eines neuen Gesundheitswesens, das endlich den Gesundheitsinteressen der Menschen dient und nicht länger den Aktienkursen des Pharma-Kartells. Tun Sie es für sich und aus Verantwortung für die Generation Ihrer Kinder!

Ihr **_Dr. med. Matthias Rath_**

Das Ende von Volkskrankheiten

Die nebenstehende Grafik zeigt die jüngste verfügbare Statistik der Weltgesundheitsorganisation zu den Haupttodesursachen in Europa, den USA und anderen Industrienationen am Ende des 20. Jahrhunderts.

12 Millionen Menschen weltweit sterben jährlich an den Folgen der Arterienverkalkung, Herzinfarkt und Schlaganfall. Dies ist bei weitem die häufigste Todesursache unserer Zeit. Die Zellular Medizin hat bereits eine Antwort auf diese Epidemie: Die Arterienverkalkung und deren Folgen Herzinfarkt und Schlaganfall sind nichts anderes als eine Vorform von Skorbut. Aufgrund dieser Erkenntnis wird die Herz-Kreislauf-Epidemie in den nächsten Jahrzehnten auf einen Bruchteil ihres heutigen Standes zurückgehen.

Die zweithäufigste Volkskrankheit sind bösartige Tumore, im Volksmund auch Krebs genannt. Zusammen machen Krebs und Herz-Kreislauf-Erkrankungen über 80% aller Todesursachen in den Industrieländern aus. Auch die Krebskrankheit hat sich im Weltmaßstab immer weiter ausgebreitet. Auch hierfür gibt es nur *eine* plausible Erklärung: Die Schulmedzin kennt bislang weder die entscheidenden Ursachen der Krebserkrankung noch deren Ausbreitungsmechanismen. Daher steht auch keine wirksame Krebstherapie zur Verfügung und die Krankheit breitet sich im Weltmaßstab weiter aus.

Zu den häufigsten Krankheits- und Todesursachen in den Entwicklungsländern gehören die Infektionskrankheiten, einschließlich der AIDS-Epidemie. Auch diese schweren Infektionskrankheiten sind nur deswegen weltweit noch auf dem Vormarsch, weil das Wissen der Zellular Medizin nicht oder nur unzureichend genützt wird. Auch bei der Kontrolle dieser Krankheiten wird das vorliegende Buch entscheidende Impulse geben.

Volkskrankheiten und Haupttodesursachen

- Weltgesundheitsorganisation 1997-

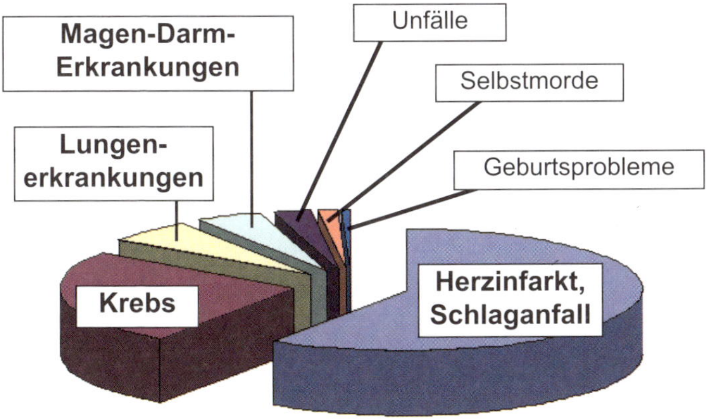

8 von 10 Menschen sterben an Herz-Kreislauf-Erkrankungen oder an Krebs

Schlüsselfrage der Zellular Medizin: In welchem Bereich der Zelle liegt das Problem?

Grundsätzlich lassen sich Krankheiten in zwei große Bereiche einteilen: Brennstoffmangel in den Kraftwerken der Zelle oder eine Fehlsteuerung des Zellstoffwechsels im Zellkern.

1. **Mangel an Biobrennstoffen in den Kraftwerken der Zelle (Mitochondrien).** Herz-Kreislauf-Erkrankungen zum Beispiel werden in der Regel dadurch verursacht, dass den Zellen ungenügend Bioenergie in Form von Vitaminen und anderen Zellfaktoren zugeführt wird, um eine normale Stoffwechselleistung aufrecht zu erhalten. Ein eindrucksvolles Beispiel hierfür ist die Herzschwäche, die durch Mangel an Biobrennstoffen in den Herzmuskelzellen verursacht wird. Dies führt zu verminderter Herzpumpfunktion, Atemnot und Wasseransammlung im Körper. Die Zufuhr von Vitaminen und anderen Biobrennstoffen korrigiert dies in der Regel rasch.
2. **Krankheiten, die durch eine Fehlprogrammierung der Stoffwechselsteuerung im Zellkern verursacht werden.** Die zweithäufigste Ursache von Krankheiten überhaupt ist eine gezielte Fehlprogrammierung der Stoffwechselzentrale im Zellkern. Ähnlich wie ein Computervirus, der das normale Funktionieren eines Computers unmöglich macht, so können auch Zellen durch Krankheitserreger fehlgesteuert werden. Die wichtigsten Krankheiten in dieser Gruppe sind Infektionskrankheiten und Krebs.

   Eine fehlprogrammierte Zelle führt nur dann zur Krankheit, wenn zwei Voraussetzungen erfüllt sind:

   a) Steuerbefehl *„Zellvermehrung"* und gleichzeitig

   b) Steuerbefehl *„Auflösung des umgebenden Bindegewebes"*.

Die Mechanismen der Ausbreitung dieser aggressiven Krankheiten werden später noch genau dargestellt, ebenso die Möglichkeiten, diese Ausbreitung aufzuhalten.

Krankheiten entstehen im Inneren der Zellen

Häufigste Krankheitsursache:

Brennstoffmangel im Kraftwerk

Mangel an Bioenergieträgern
(Vitamine, Mineralien, Spurenelemente)
in den Kraftwerken der Zelle
(Mitochondrien)

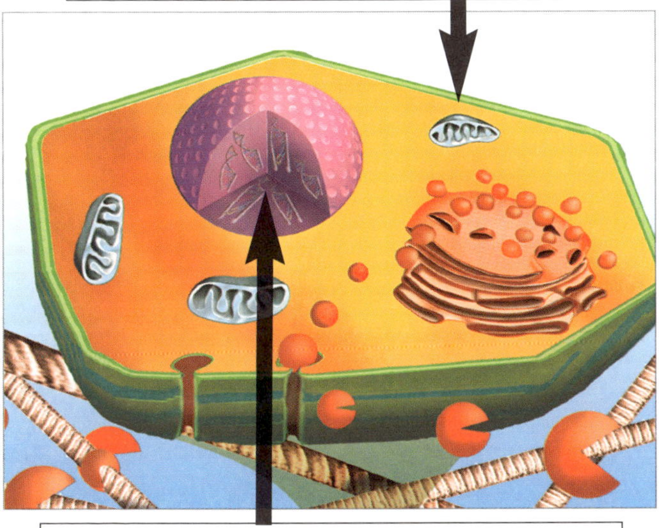

Zweithäufigste Krankheitsursache:

Zentralsteuerung ist umprogrammiert

Aggressive Krankheiten wie Virusinfektionen und Krebs breiten sich mit Hilfe einer umprogrammierten Zentralsteuerung (Stoffwechsel-Software im Zellkern) aus

Wie Zellen durch den Körper wandern

Eine Voraussetzung für das Verständnis der Ausbreitung von Krankheiten ist, dass wir zunächst einen Blick darauf werfen, wie Zellen durch den Körper wandern. Für die roten und weißen Blutzellen (Blutkörperchen) läßt sich diese Frage leicht beantworten: Sie werden im Blutstrom mitgeschwemmt. Schwieriger ist es, sich vorzustellen, dass auch außerhalb der Blutzirkulation Zellen durch das dichte Bindegewebe des Körpers wandern können. Dies geschieht jedoch viele tausend Mal in jeder Sekunde unseres Lebens in unserem Körper.

Voraussetzung für die Wanderung von Zellen durch das Körpergewebe ist, dass eine Zelle in der Lage ist, das umgebende Bindegewebe, also die Kollagen- und Elastinfasern, kurzfristig aufzulösen, um sich so einen Weg durch das Gewebe zu bahnen. Auf zellulärer Ebene werden dafür Enzyme benutzt. Enzyme sind kleine Eiweißmoleküle, die von den Zellen selbst hergestellt werden und in die Umgebung der Zelle ausgeschieden werden. Sie sind hoch reaktiv und verbinden sich gezielt mit Stoffwechselmolekülen mit der Aufgabe, diese biochemisch zu verändern. Wenn eine Zelle durch das Gewebe wandert, scheidet sie Enzyme aus, die in der Lage sind, gezielt das umgebende Kollagen zu *verdauen*. Daher werden diese Eiweißmoleküle auch kollagenverdauende Enzyme (Kollagenasen) genannt.

Oft scheidet die Zelle auch Aktivatoren aus, die in der Umgebung der Zelle *ruhende* Enzyme *aktiviert* und in die Lage versetzen, gezielt Kollagenmoleküle zu verdauen. Der Einfachheit halber habe ich im Hauptteil dieses Buches die entscheidenden kollagenverdauenden Enzyme in Form roter Packman-Symbole dargestellt. Für interessierte Leser werden die Einzelheiten der Kaskade von Enzymschritten im *Fragen und Antworten* Teil am Ende dieses Buches genau erläutert.

Zellwanderung durch das Körpergewebe

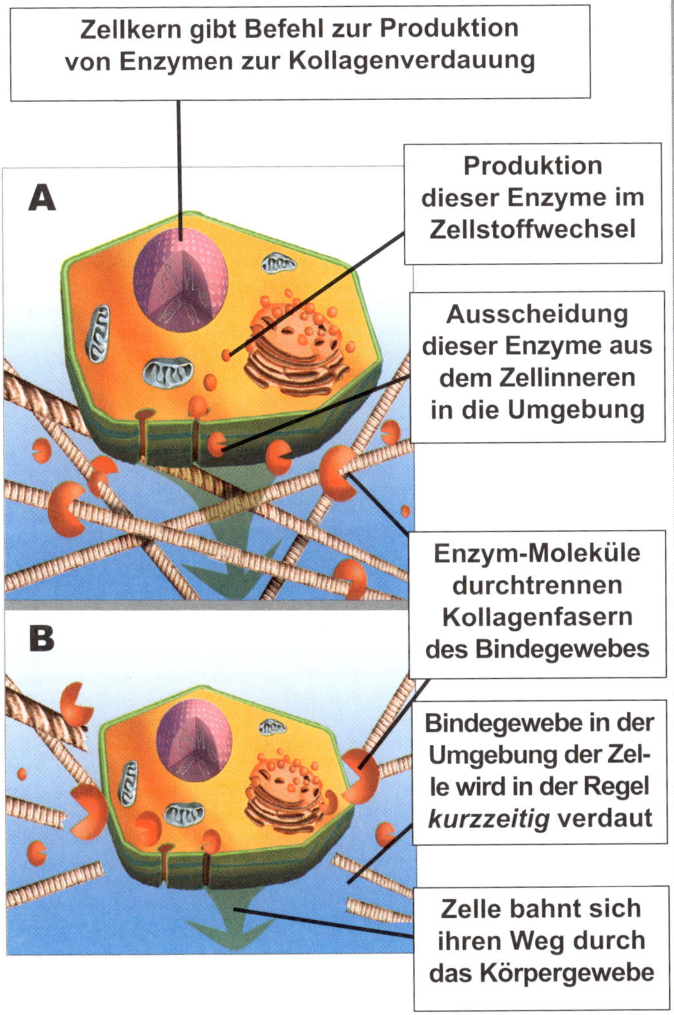

Welche Zellsysteme können Kollagen „verdauen"?

Die meisten Zellen des Körpers sind in der Lage Enzyme zu produzieren, die das umgebende Bindegewebe zerstören. Beim Gesunden tun sie dies in bestimmten vorprogrammierten Situationen. Im Krankheitsfall geschieht dies, wenn Zellen und Zellsysteme dauerhaft fehlprogrammiert sind. Mit Hilfe dieser „biologischen Waffe" sind zum Beispiel Krebszellen in der Lage, sich zunächst innerhalb des betreffenden Organs zu vermehren und sich anschließend im gesamten Körper auszubreiten (Metastasierung). Auch Viruszellen und andere Mikroorganismen nutzen diese biologische „Waffe" der Kollagenverdauung, um sich bei Infektionen innerhalb des Körpers auszubreiten.

Wie kommt es, dass ein einziger Krankheitsmechanismus - die Kollagenzerstörung durch eiweißverdauende Enzyme - eine so herausragende Bedeutung hat, dass er bei allen schweren Krankheiten eine Rolle spielt? Schon bei normalen Körperfunktionen, also in Gesundheitszustand, benutzt der Körper *selbst* diesen Mechanismus, um bestimmte Stoffwechselleistungen zu vollbringen oder auch um Organe umzustrukturieren. So spielt die enzymatische Verdauung des Bindegewebes sowohl bei der Abwehrleistung des Körpers, beim Wachstum, aber auch bei der Umbildung der Körperorgane im Rahmen des monatlichen Zyklus der Frau ebenso wie bei der Schwangerschaft eine entscheidende Rolle.

Unser Körper ist einem Mechanismus, den er unter normalen Umständen selbst benutzt, fast hilflos ausgeliefert, wenn derselbe Mechanismus z. B. durch Mikroorganismen ausgenutzt wird. Je eher eine Virus- oder Krebszelle in der Lage ist, den Körper *mit seinen eigenen Waffen* zu überlisten, um so aggressiver verläuft die Krankheit.

Um dieses grundlegende Prinzip von Gesundheit und Krankheit zu verdeutlichen, betrachten wir uns zunächst solche Situationen, in denen der Körper *unter normalen Umständen* von der „Kollagenverdauung" Gebrauch macht.

Kollagenverdauende Zellsysteme

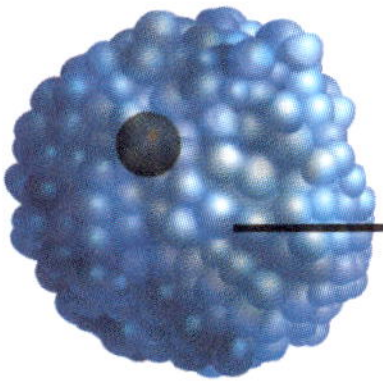

Gesundheit
(normaler Stoffwechsel)

Weiße Blutkörperchen
(Polizeizellen, Fresszellen)

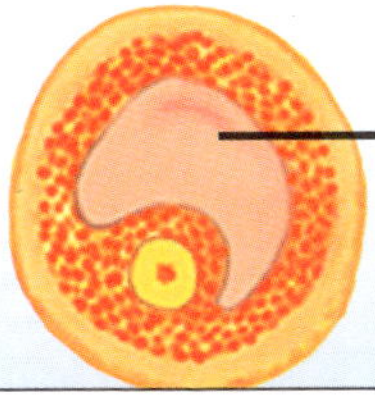

Eizellen

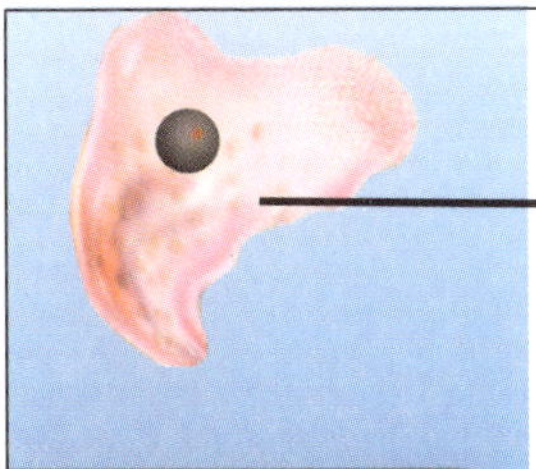

Krankheit
(gestörter Stoffwechsel)
Krebszellen

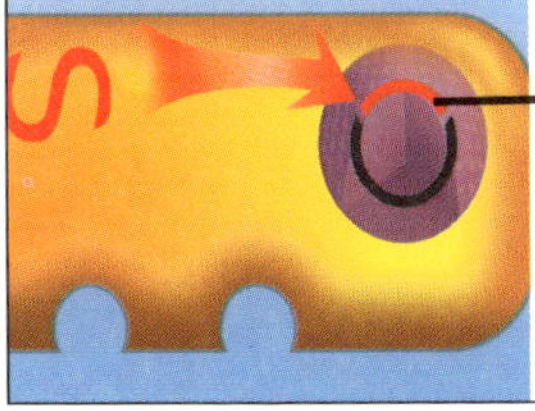

Virusinfizierte Zellen

Notizen

Kollagenumbau im Körper von gesunden Menschen

- Infektions-Abwehr
- Eisprung

Infektions-Abwehr

Die Abwehr des Körpers gegen Eindringlinge (Mikroorganismen) wird im wesentlichen über die weißen Blutzellen („Polizeizellen") organisiert. Die weißen Blutkörperchen sind in verschiedene Untereinheiten aufgegliedert, die im Verlauf der Abwehrfunktion des Körpers spezielle Aufgaben zu erfüllen haben. Von besonderer Bedeutung dabei sind die „Freßzellen", die auch als Makrophagen bezeichnet werden. Die Vorstufen dieser Freßzellen (Monozyten) erreichen mit dem Blutstrom alle Bereiche des Körpers. Findet nun in einem Winkel des Körpers, z. B. der Lunge, ein Angriff (Infektion) statt, so werden diese Monozyten durch Botenstoffe im Blut angelockt.

Der Übertritt der Polizeizellen aus dem Blutgefäß in das Lungengewebe geschieht mit Hilfe kollagenverdauender Enzyme. Durch diesen räumlich genau begrenzten Verdauungsmechanismus der Blutkapillarwand entsteht kurzfristig ein kleiner Zwischenraum zwischen den Zellen der Trennschicht der Gefäßwand (Endothelzellen). Durch diesen „Spalt" treten die „Polizeizellen" aus dem Blutstrom in das umgebende Lungengewebe über.

Um die Viren und Bakterien in der Lunge zu erreichen, müssen die Freßzellen auch in der Lage sein, innerhalb des Lungengewebes selbst zu wandern. Auch hierfür benutzen sie den Mechanismus der Kollagenverdauung. In Richtung ihrer Wanderung zu den Erregern scheiden die „Polizeizellen" kollagenverdauende Enzyme aus. Auf diese Weise bahnen sich diese Zellen einen Weg durch das Gewebe, ähnlich wie ein Expeditionstrupp sich mit Hilfe von Macheten eine Schneise durch den Dschungel bahnt.

Unmittelbar hinter der Zelle verschließt sich das Bindegewebe wieder unter dem Einfluß von neutralisierenden Mechanismen, die das Bindegewebe reparieren. Voraussetzung für diese Reparatur ist die optimale Neubildung von Kollagenmolekülen durch eine ausreichende Versorgung mit Vitamin C und anderen Zellfaktoren in der Nahrung.

Kollagenverdauung bei Abwehr

- z.B. Lungenentzündung -

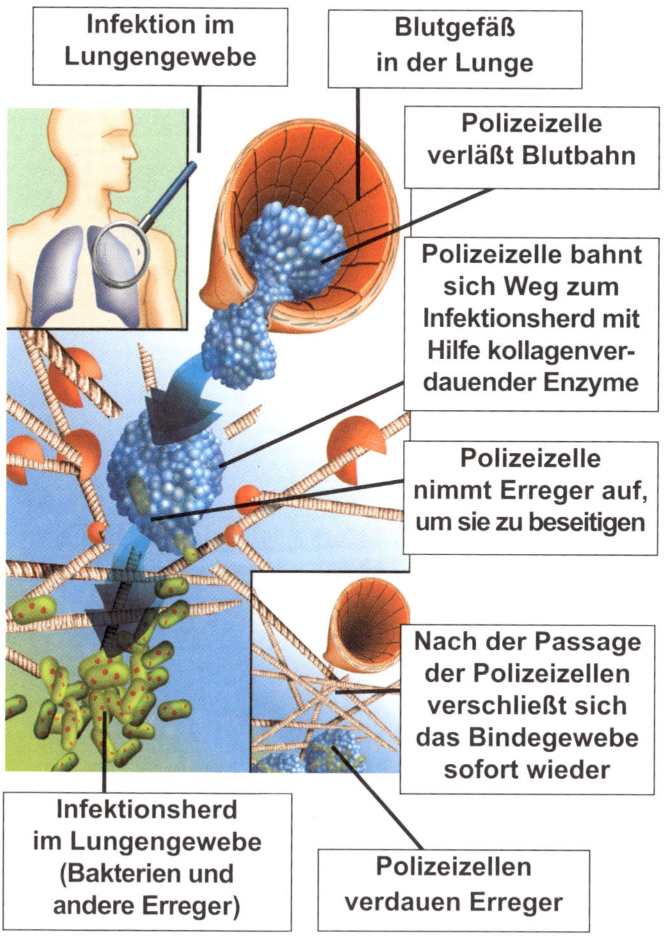

Eisprung

Einer der faszinierendsten Mechanismen, bei dem der Körper unter normalen Bedingungen von der Kollagenverdauung Gebrauch macht, ist der Eisprung im weiblichen Körper. Unter dem Einfluß des monatlichen Hormonrhythmus kommt es in der ersten Zyklushälfte zur Stimulierung bestimmter Zellsysteme (Granulosazellen), die die Wand des reifenden Eis (Follikel) aufbauen. Diese Zellen des im Eierstock gelagerten Follikels produzieren nun große Mengen Flüssigkeit, reich an kollagenverdauenden Enzymen.

Gegen Mitte des monatlichen Zyklus enthält das reife Ei soviel kollagenverdauende Enyzme, dass dieses in der Lage ist, kurzfristig und ganz gezielt das Kollagengewebe der Eierstockwand aufzulösen. Dies ist der entscheidende Mechanismus, mit dem jeden Monat in der Zyklusmitte ein reifes Ei aus dem Eierstock in den Eileiter gelangt und von dort schließlich in die Gebärmutter wandert.

Es ist sofort einsehbar, dass dieser Mechanismus zeitlich und räumlich sehr genau begrenzt sein muß. Schließlich muß gewährleistet sein, dass möglichst nur ein Ei und nicht zwei, drei oder noch mehr Eizellen pro Zyklus freigesetzt werden. Auch in diesem Fall ist es daher unerläßlich, dass die kollagenverdauenden Enzyme in einer genau abgestimmten Balance mit denjenigen Mechanismen stehen, die als biologische Gegenspieler der kollagenspaltenden Enzyme diese neutralisieren und damit die Selbstheilungskräfte in Gang setzen.

Unmittelbar nachdem die Eizelle den Eierstock verlassen hat, werden die kollagenverdauenden Enzyme von körpereigenen Enzymblockern neutralisiert. Die *kollagenbildenden* Mechanismen überwiegen die *kollagenzerstörenden* Mechanismen. Dadurch wird das Bindegewebe der Eierstockwand wieder verschlossen. Vier Wochen später, mit dem erneuten Zyklus, wiederholt sich dieser Vorgang und wird bei jeder Frau bis zur Menopause fortgesetzt.

Kollagenverdauung beim Eisprung

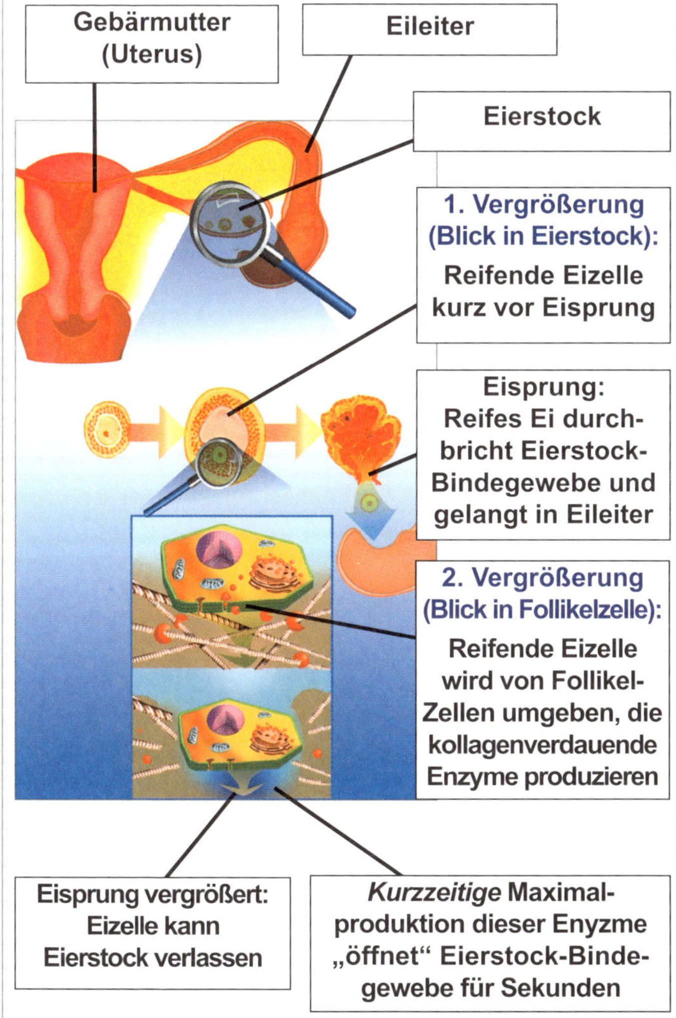

Notizen

Kollagenverdauung als Voraussetzung für die Ausbreitung von Krankheiten

- Kollagenverdauung bei Infektionskrankheiten
- Kollagenverdauung bei Krebs
- Kollagenverdauung bei Krebsmetastasierung
- Kollagenverdauung bei chronischen Entzündungen
- Kollagenverdauung bei fortgeschrittener Atherosklerose

Kollagenverdauung bei Infektionskrankheiten

Bei Infektionskrankheiten spielt die Kollagenverdauung eine herausragende Rolle. Ohne die Zerstörung des umgebenden Bindegewebes kann es keine Ausbreitung der Erreger (Viren, Bakterien) geben und somit auch keine Krankheit. Auf der gegenüberliegenden Seite wird dieser Mechanismus am Beispiel der Grippevirus-Infektion dargestellt.

Im Unterschied zu anderen Zellen, die aus einer Software im Zellkern und einer Hardware (Produktionsanlagen für Eiweiße und andere Stoffwechselmoleküle) bestehen, besteht ein Virus nur aus Software (Erbinformation). Um sich fortzupflanzen, ist er darauf angewiesen, sich innerhalb einer Wirtszelle zu vermehren. Im Falle des Grippevirus ist die Wirtszelle z. B. eine Schleimhautzelle in Nase, Rachen oder Lunge. Sobald der Virus in die Wirtszelle eingedrungen ist, wird dessen Software in den Zellkern dieser Wirtszelle eingeschleust und beginnt damit, die Stoffwechselfunktion dieser Zelle zu seinen Zwecken zu mißbrauchen. Fortan wird der Stoffwechsel dieser Wirtszelle dazu benutzt, die Virusinfektion auszubreiten und zwar durch:

1. **Vermehrung des Virus.** Die Stoffwechselproduktionsanlage der Wirtszelle enthält den Befehl, Kopien des Viruspartikels herzustellen. Nach erfolgreicher Produktion werden diese aus der Wirtszelle in die Umgebung ausgeschleust und sind in der Lage, neue Zellen zu befallen.
2. **Massenproduktion kollagenverdauender Enzyme.** Darüber hinaus vermittelt die Virus-Software der Wirtszelle den Befehl für die Stoffwechselproduktion von kollagenverdauenden Enzymen. Fortan scheidet die Wirtszelle auch Enzyme aus, die das umgebende Bindegewebe verdauen. Damit kann sich die Infektion im Körper ausbreiten.

Je mehr ein Virus in der Lage ist, die Stoffwechselfunktion von Wirtszellen an diesen beiden Punkten für sich auszunutzen, umso rascher breitet sich die Virusinfektion aus und umso kranker fühlt sich ein Patient.

Kollagenverdauung bei Virusinfektionen (z.B. Grippe)

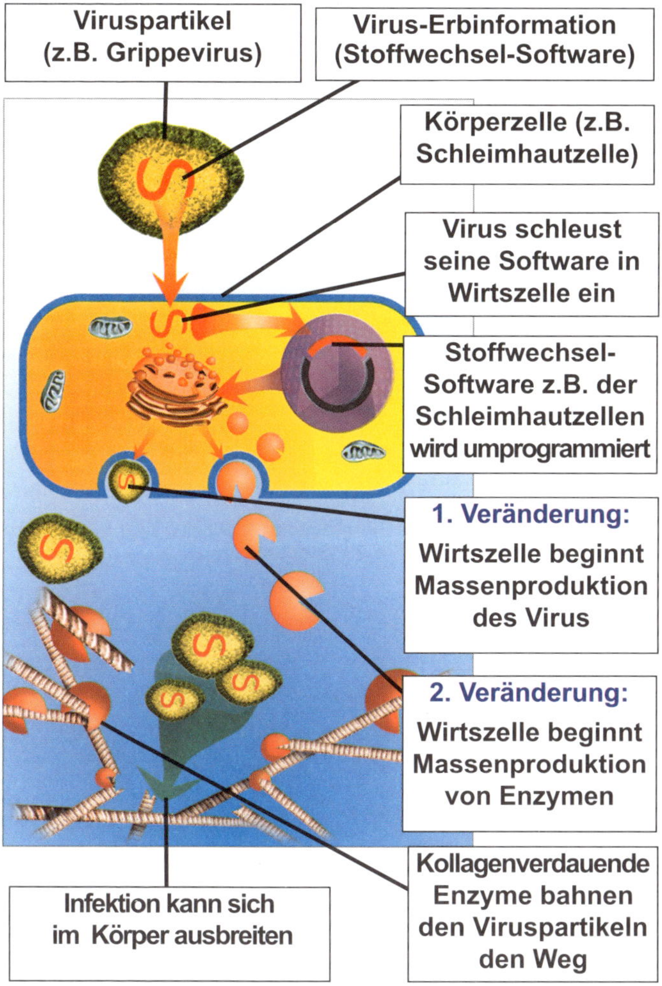

Kollagenverdauung bei Krebs

Auch alle Formen von Krebs breiten sich mit Hilfe der Verdauung von Bindegewebe aus. In der nebenstehenden Abbildung ist dies am Beispiel des Leberkrebses verdeutlicht.

Die Leber ist das zentrale Stoffwechselorgan des Körpers und ist darüber hinaus für alle Entgiftungsvorgänge verantwortlich. Die häufigste Ursache für Leberkrebs sind Gifte, die wir über die Nahrung in unserem Körper aufnehmen, zum Beispiel: Schädlingsbekämpfungsmittel und Konservierungsmittel. Auch alle Pharmapräparate müssen entgiftet werden. So warnte das *Amerikanische Ärzteblatt* bereits im Januar 1996 davor, dass alle derzeit auf dem Markt befindlichen Cholesterinsenker krebserregend sind.

Leberzellen, die mit diesen Substanzen vergiftet werden, gehen entweder gleich zugrunde oder sie tragen eine dauerhafte Schädigung davon. Eine Form dieser Schädigung ist die Fehlprogrammierung der Zellsoftware, ähnlich, wie wir das bei Viruserkrankungen kennengelernt haben. Zwei Voraussetzungen müssen erfüllt sein, damit sich eine Krebskrankheit entwickelt:

1. **Unkontrollierte Zellvermehrung.** Die Software einer Krebszelle ist so fehlprogrammiert, dass sie an die Produktionsanlage dieser Zelle den Befehl weitergibt, sich ständig selbst zu vermehren. Unkontrollierte Zellvermehrung ist die *erste* Voraussetzung für die Krebsausbreitung.
2. **Massenproduktion kollagenverdauender Enzyme.** Die zweite Voraussetzung für die Ausbreitung von Krebs ist die Produktion von Enzymen, die das Bindegewebe verdauen, was die Krebszelle normalerweise einbindet.

Untersuchungen haben gezeigt, daß ein Krebs um so aggressiver ist, je mehr kollagenverdauende Enzyme eine Krebszelle produziert. Um so schneller breitet sich dieser Krebs im Körper des Patienten aus, und um so kürzer ist dessen Lebenserwartung, wenn dieser Mechanismus nicht gestoppt wird.

Kollagenverdauung bei Krebs

- örtliches Krebswachstum -

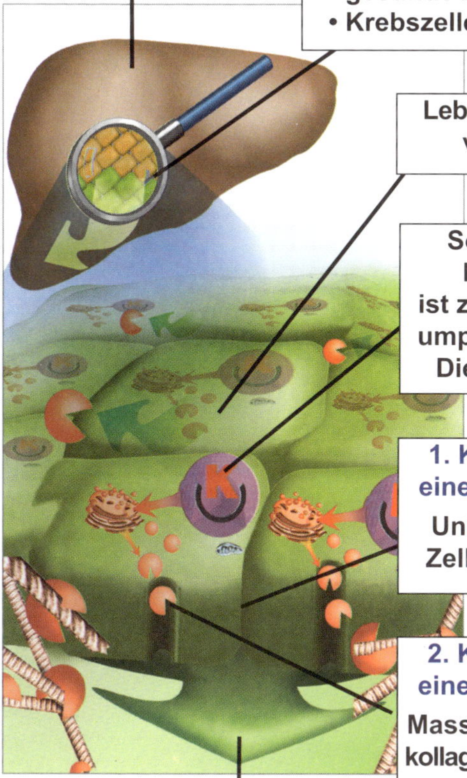

Kollagenverdauung bei Krebsmetastasierung

Auch bei der Ausbreitung eines Krebses und der Bildung von Tochtergeschwülsten in anderen Körperregionen und Organen (Metastasierung) spielt der Mechanismus der Kollagenverdauung die entscheidende Rolle. In der nebenstehenden Abbildung ist dieser Vorgang anhand eines metastasierenden Lebertumors dargestellt.

Die Zellen eines Tumors werden mit Hilfe kleiner Blutgefäße mit Sauerstoff und Nährstoffen versorgt. Auch die Wände dieser Blutkapillaren bilden für eine Krebszelle kein Hindernis. Mit Hilfe der kollagenverdauenden Enzyme frißt sich die Krebszelle in das kleine Blutgefäß ein und läßt sich anschließend mit dem Blutstrom fortschwemmen. Auf diese Weise gelangen Krebszellen in andere Organe.

Das nächste Hindernis der Leberkrebszelle im Blutstrom sind die kleinen Lungenkapillare, in denen die Sauerstoffanreicherung des Blutes erfolgt. Da der Durchmesser dieser Kapillare kleiner ist als der eines Haares, haftet die Leberkrebszelle an der Kapillarwand an. Da die Krebszelle weiterhin kollagenverdauende Enzyme ausscheidet, *„fressen"* sich die Krebszellen durch die Blutgefäßwand und dringen so in das Lungengewebe ein. Auch bei dem Austritt der Leberkrebszellen aus dem Blutgefäß spielen also die kollagenverdauenden Enzyme die entscheidende Rolle. Schließlich bildet die Leberkrebszelle in der Lunge eine Tochtergeschwulst, die Metastase. Fortan wächst in der Lunge dieselbe Krebsart wie in dem Ursprungsorgan, der Leber.

Auch für das Stadium der Metastasierung, also der Bildung von Tochtergeschwülsten, gilt: **Je mehr kollagenverdauende Enzyme eine Krebsart (Krebszellentyp) ausbildet, um so eher bilden sich Tochtergeschwülste** nicht nur in der Lunge, sondern auch in anderen Organen und um so rascher schreitet die Krebskrankheit fort.

Kollagenverdauung bei Krebs

- Ausbreitung im Körper (Metastasen) -

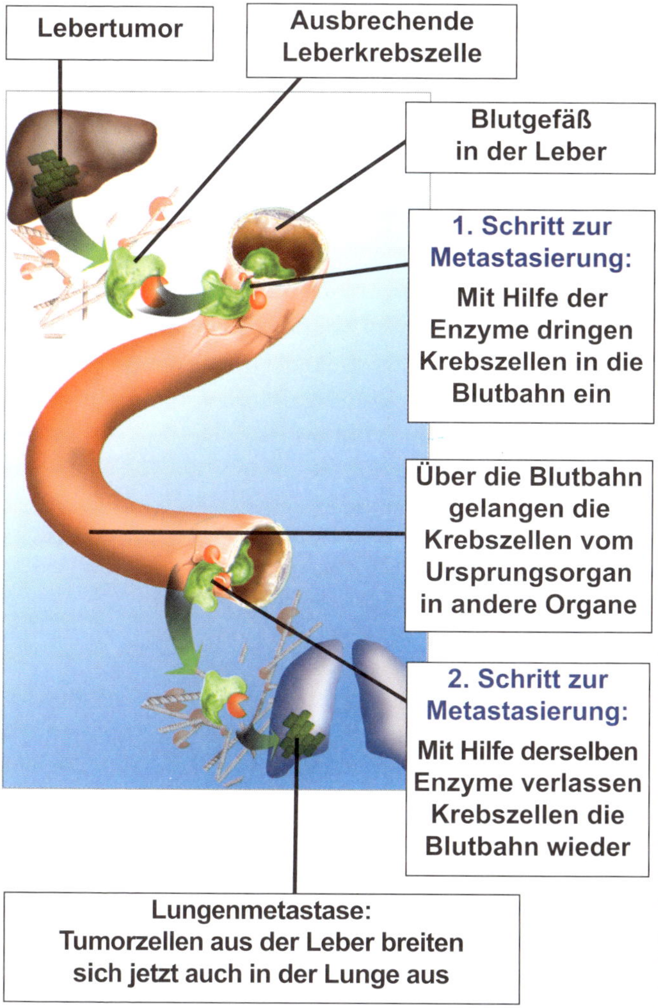

Kollagenverdauung bei chronischen Entzündungen

Auch bei der Ausbreitung anderer Krankheiten spielt die Kollagenverdauung eine entscheidende Rolle. Auf der gegenüberliegenden Seite wird dies am Beispiel einer langdauernden Entzündungen im Kniegelenk (chronische Arthritis) verdeutlicht.

Bei der Bekämpfung von Entzündungen spielen die Abwehrzellen des Körpers eine entscheidende Rolle. Wie Sie bereits wissen, gehören die Abwehrzellen des Körpers zu den weißen Blutkörperchen (Leukozyten). Wegen ihrer Funktion bezeichne ich diese Abwehrzellen auch in diesem Beispiel als Polizei-Zellen. Besonders wichtig im Abwehrkampf des Körpers und bei dem anschließenden Aufräumen des „Entzündungs-Schlachtfeldes“ sind die *„Freßzellen“* oder *Makrophagen*.

Dauert eine Entzündung zu lange an, weil z. B. die Abwehrkräfte den Angreifern unterlegen sind, so ist die „Polizei-Zellen-Truppe" überfordert. Die Freßzellen z. B. scheiden dann über lange Zeit hohe Mengen an „Kampfstoffen“ aus, zu denen kollagenverdauende Enzyme aber auch „freie Radikale“ gehören. Wie wir schon am Beispiel der Lungenentzündung gesehen haben, benutzen die Polizei-Zellen die Produktion von kollagenverdauenden Enzymen normalerweise, um durch das dichte Bindegewebe zum Herd des Geschehens vorzudringen. Dauert die Abwehrschlacht am Entzündungsherd zu lange, werden Unmengen kollagenverdauender Enzyme ausgeschieden und werden damit selbst zum Problem: Die Entzündung kommt nicht zur Ruhe und geht allmählich in ein chronisches (langdauerndes) Stadium über.

Chronische Entzündungen sind nicht auf Gelenke begrenzt, sondern können in allen Organen des Körpers vorkommen. Wichtig ist: unabhängig vom Organ, in dem die Entzündung stattfindet, sind die Abwehrzellen und Abwehrmechanismen dabei immer die gleichen.

Kollagenverdauung bei chronischen Entzündungen

- z.B. Gelenkentzündung (Arthritis) -

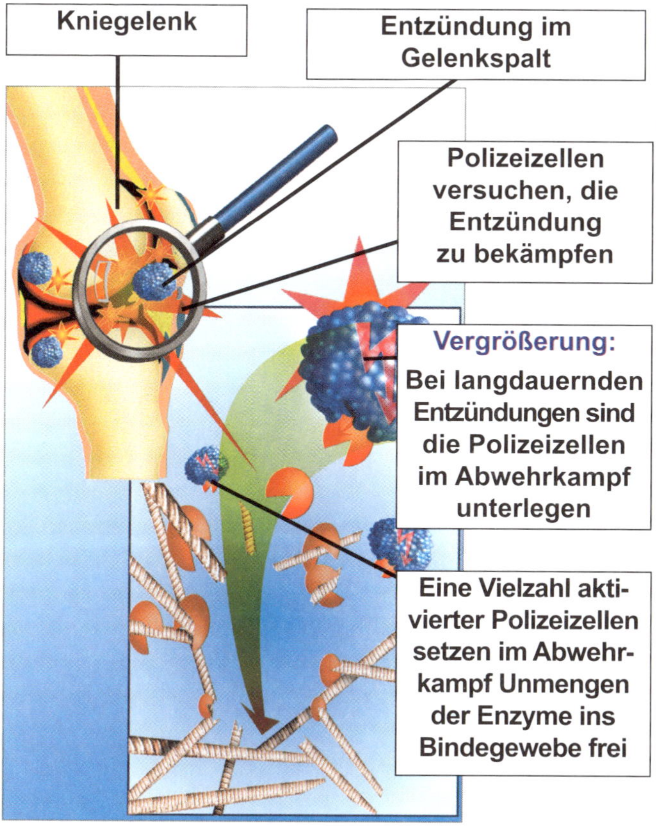

Große Mengen freigesetzter kollagenverdauender Enzyme tragen ihrerseits zur Fortsetzung der Krankheit bei. Aus einer *akuten* wird eine *chronische* Entzündung.

Kollagenverdauung bei fortgeschrittener Atherosklerose

Selbst im fortgeschrittenen Stadium der Atherosklerose, beim Aufbau der atherosklerotischen Plaques (Ablagerungen), spielt die Kollagenverdauung eine wichtige Rolle.

Wie allgemein bekannt, ist der erste Schritt der Atherosklerose eine Vitaminverarmung der Arterienwand, ähnlich der Seefahrerkrankheit Skorbut. Als Folge der Vitaminverarmung und zunehmenden Schwächung leitet der Körper Reparaturprozesse ein, um die Gefäßwand notdürftig zu stabilisieren. Der erste Reparaturmechanismus ist die Ablagerung von Fettpartikeln (Lipoproteinen) und anderen Reparaturmolekülen aus dem Blutkreislauf in die Arterienwand.

Wenn diese Reparaturmaßnahmen nicht ausreichen, wird die schwächer werdende Arterienwand durch eine Wucherung der Muskelzellen der Arterienwand weiter notdürftig stabilisiert. Dazu wandern glatte Muskelzellen aus der Muskelzellschicht der Arterienwand (äußere Schicht) in Richtung der atherosklerotischen Ablagerungen, die im inneren Bereich der Arterienwand stattfindet. Dabei müssen die Muskelzellen eine besonders stabile Trennschicht aus Kollagenfasern und Bindegewebe, die Basalmembran, überwinden. Auch diese glatten Muskelzellen setzen bei ihrer Wanderung kollagenverdauende Enzyme ein, um die Basalmembran zu durchlöchern und in Richtung Plaque zu wandern.

Entscheidender Therapieansatz jeder Vorbeugung und Behandlung der Atherosklerose ist natürlich die Stabilisierung der Arterienwand durch optimale Vitaminzufuhr.

In den nächsten Abschnitten werden wir darüber hinaus gezielte Mechanismen kennenlernen, wie die Kollagenverdauung auf natürliche Weise blockiert werden kann.

Kollagenverdauung bei *fortgeschrittener* Atherosklerose

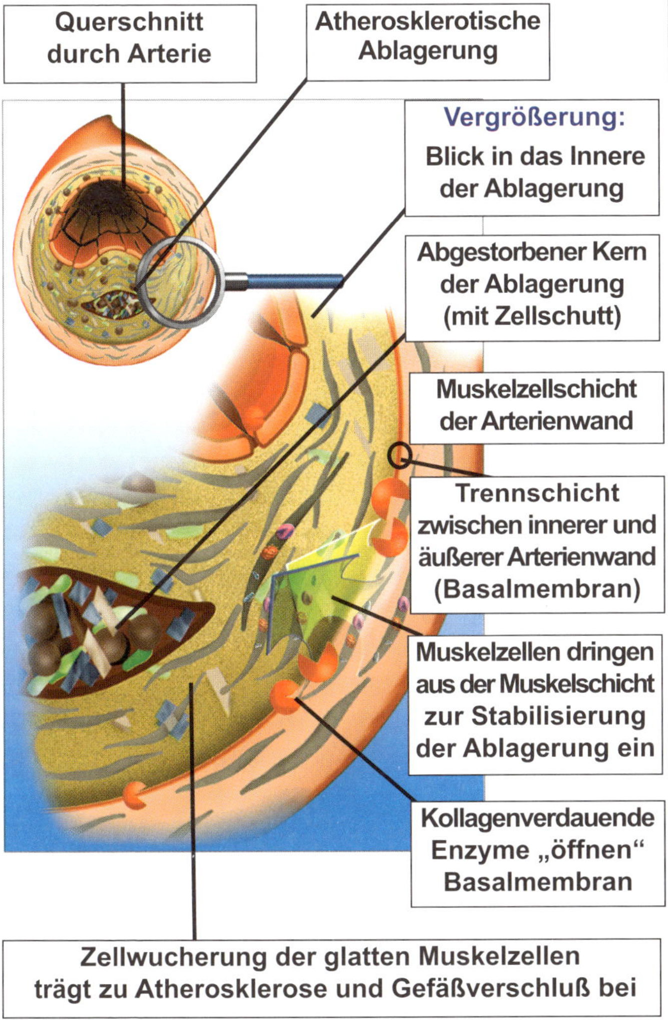

Notizen

Natürliche Vorbeugung und gezielte Therapie der Kollagenverdauung

- Die Aminosäure Lysin als wichtigster Gegenspieler kollagenverdauender Enzyme in der Nahrung
- Die überragende Rolle von Lysin für die Gesellschaft
- Das delikate Gleichgewicht zwischen kollagenverdauenden Enzyme und Blockern
- Erfolgreiche Anwendung der Enzymblockertherapie
- Lysin-Therapie bei weiteren Krankheiten
- Herkömmliche Krebstherapie- eine tödliche Sackgasse
- Krebs ist jetzt kein Todesurteil mehr
- Der Durchbruch in der AIDS-Epidemie und warum 15 Millionen sterben mußten
- Warum Sie von diesem medizinischen Fortschritt bisher nichts gehört haben

Die Aminosäure Lysin als wichtigster Gegenspieler kollagenverdauender Enzyme in der Nahrung

Im vergangenen Abschnitt haben wir den Mechanismus der Kollagenverdauung als ein Prinzip kennengelernt, das Krankheiten bei ihrer Ausbreitung im Körper ausnutzen. Für aggressive Krankheiten, wie Krebs und Infektionskrankheiten, ist die Kollagenverdauung geradezu Voraussetzung. Darüber hinaus ist dieser Mechanismus bei fast allen Krankheiten in den fortgeschrittenen Stadien beteiligt. Jede therapeutische Möglichkeit, den Mechanismus der Kollagenverdauung aufzuhalten oder auch nur abzuschwächen, wird damit zu einem der wichtigsten Therapiemaßnahmen der Medizin überhaupt.

Die Natur selbst stellt zwei große Gruppen von Molekülen für die Blockade der Kollagenverdauung zur Verfügung. Die erste Gruppe sind körpereigene Enzymblocker, die die Wirkung der kollagenverdauenden Enzyme innerhalb von wenigen Augenblicken neutralisieren können. Die zweite Gruppe sind die Enzymblocker, die wir mit der Nahrung oder als Nahrungsergänzung zuführen. Der wichtigste Blocker kollagenverdauender Enzyme in der Nahrung ist die natürliche Aminosäure Lysin. In genügender Menge als Nahrungsergänzung zugeführt, blockiert Lysin die Ankerplätze (Haftstellen) für die kollagenverdauenden Enzyme im Bindegewebe. Auf diese Weise blockiert Lysin die Möglichkeit für die kollagenverdauenden Enzyme, ihre Wirkung zu entfalten und das Bindegewebe unkontrolliert aufzulösen.

In der nebenstehenden Abbildung ist dieser Vorgang festgehalten: Während die Zelle nach wie vor hohe Mengen an kollagenverdauenden Enzymen produziert, können diese ihre Wirkung nicht mehr in vollem Umfang entfalten. Ein ungezügelter und unkontrollierter Abbau von Kollagen und Bindegewebsstrukturen wird dadurch verhindert. Auf diese Weise kann die Ausbreitung von Krankheiten vermindert oder ganz gestoppt werden.

Lysin ist der wirksamste natürliche Blocker kollagenverdauender Enzyme

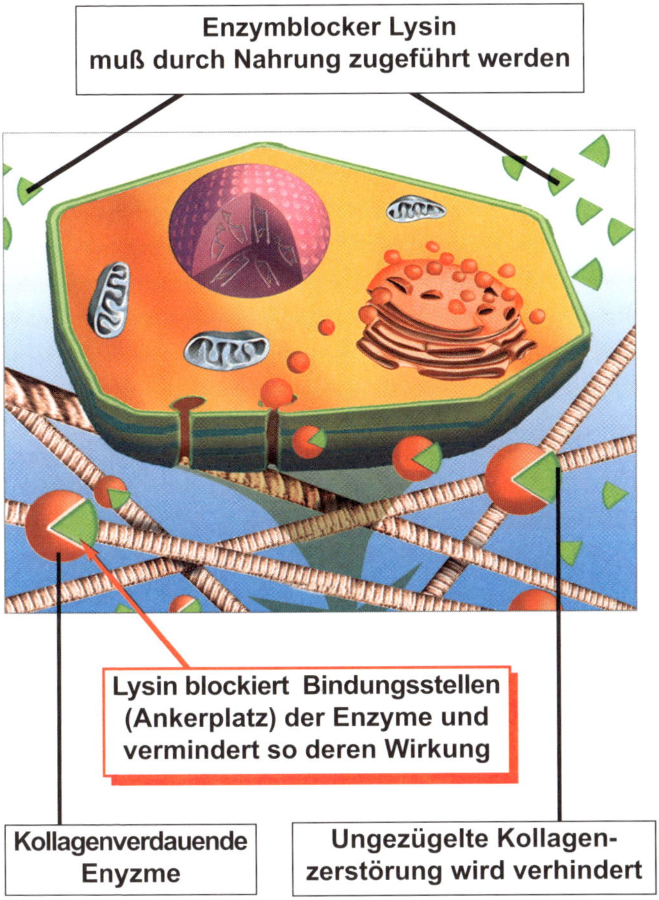

Die überragende Rolle von Lysin für die Gesellschaft

Die Stoffwechselfunktionen in unserem Körper sind durch eine biologische Sprache geregelt. Wir kennen heute etwa zwanzig Aminosäuren, die alle Eiweiße unseres Körpers aufbauen. Diese Bausteine des Lebens funktionieren wie die Buchstaben des Alphabets. Mit Aminosäuren lassen sich unzählig viele biologische Worte (Peptide) und Sätze (Eiweiße oder Proteine) bilden. Wie das Beispiel Lysin zeigt, haben darüber hinaus die einzelnen Aminosäuren (Buchstaben) wichtige Stoffwechselfunktionen für sich selbst.

Die Mehrzahl dieser Aminosäuren können die Zellen des Körpers selbst herstellen. Diese Aminosäuren werden *nicht-essentielle* Aminosäuren genannt. Neun Aminosäuren können vom Körper *nicht* selbst produziert werden und werden deshalb *essentielle* (lebenswichtige) Aminosäuren genannt; sie müssen mit der Nahrung zugeführt werden.

Lysin ist eine der wichtigsten essentiellen Aminosäuren. Sie spielt unter den Aminosäuren eine ebenso bedeutende Rolle wie Vitamin C unter den Vitaminen und ihr täglicher Bedarf übersteigt den aller anderen Aminosäuren. Lysin ist auch der Grundbaustein für die Aminosäure Karnitin, die für den Energiestoffwechsel der Zelle entscheidend ist.

Die Bedeutung von Lysin im menschlichen Körper wird schon allein durch die große Speichermenge dieser Aminosäure deutlich. Kollagen, das wichtigste Strukturmolekül für den Aufbau von Knochen, Haut, Blutgefäßwänden und allen anderen Organen, besteht zu ca. 25% aus zwei Aminosäuren, Lysin und Prolin. Wie die nebenstehende Zusammenfassung zeigt, hat ein Körper von 70 kg zu jedem Zeitpunkt über ein Pfund Lysin gespeichert.

Eine Überdosierung durch Lysin ist ebenso unmöglich wie eine Überdosierung an Vitamin C. Unser Stoffwechsel ist mit dem Umgang großer Mengen Lysin vertraut und scheidet die nicht benötigten Moleküle einfach aus. Dahingegen leiden fast alle Menschen an einer chronischen *Unter*versorgung mit Lysin.

Lysin Molekül - Natur pur

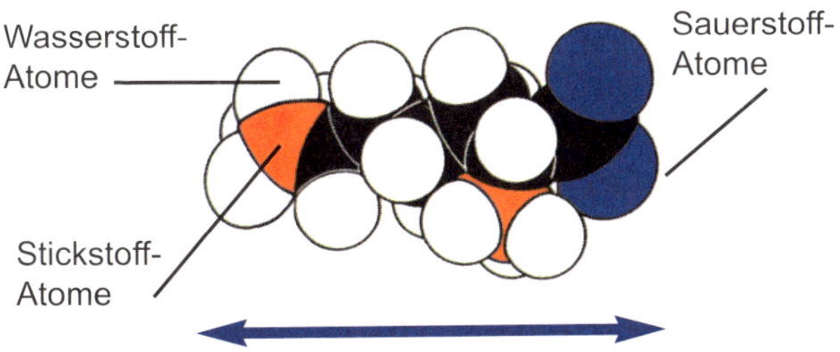

1 nm = 1 Millionstel Millimeter
(Zehntausendmal kleiner als eine Zelle)

Wieviel Lysin können wir aufnehmen?

- Ein menschlicher Körper von 70 kg Körpergewicht beinhaltet ca. 10 kg Eiweißmasse.
- 50% dieser Eiweißmasse wiederum entfallen auf die Bindegewebsmoleküle Kollagen und Elastin.
- Ca. 12% der Kollagen- und Elastinmasse macht allein der Aminosäurebaustein *Lysin* aus. Dies entspricht etwa 600 Gramm.
- Ein menschlicher Körper von 70 kg beinhaltet also normalerweise über ein Pfund Lysin.

Da unser Körper gelernt hat, routinemäßig mit diesen hohen Dosen Lysin umzugehen, ist eine „Überdosierung" von Lysin als Nahrungsergänzung auch dann nicht zu erwarten, wenn täglich 10 Gramm Lysin und mehr eingenommen werden.

Das delikate Gleichgewicht zwischen kollagenverdauenden Enzymen und Blockern

Wie bereits erwähnt, unterscheidet man bei den Blockern körpereigene Moleküle und solche, die von außen mit der Nahrung zugeführt werden müssen (Lysin). Die körpereigenen Blocker (neutralisierende Enzyme) bilden dabei die *erste* Garde, die dafür verantwortlich ist, das Wechselspiel zwischen den im Gleichgewicht befindlichen Systemen zu gewährleisten. In der Abbildung sind diese körpereigenen Blocker als grüne Dreiecke mit schwarzem Rand dargestellt. Lysin-Moleküle erfüllen dieselbe Funktion, sind aber nur als *zweite* Garde zu verstehen, die einspringt, wenn die körpereigenen Systeme nicht ausreichen oder versagen. Daher kann ein Überschießen der blockierenden Funktionen durch Lysin auch dann ausgeschlossen werden, wenn diese Aminosäure in höheren Mengen von 10 Gramm pro Tag und mehr eingenommen wird.

Ein zweiter wichtiger Sachverhalt, der in der nebenstehenden Abbildung deutlich wird, ist die Balance zwischen kollagenverdauenden Mechanismen (rot) und Blockern (grün) in Gesundheit und Krankheit. Normalerweise sind die beiden Systeme im Gleichgewicht. Wenn zum Beispiel Polizei-Zellen durch den Körper wandern, kommt es vorübergehend zu einem Ungleichgewicht der beiden Systeme. Binnen weniger Augenblicke wird dieses Ungleichgewicht gegenreguliert und das Gleichgewicht zwischen verdauenden und blockierenden Systemen hergestellt.

Dagegen kommt es beim Krebs und den anderen beschriebenen Krankheiten zu einem dauerhaften Übergewicht der kollagenverdauenden Mechanismen. Da die natürlichen Blockademoleküle nicht ausreichen, dieses Übergewicht zu korrigieren oder sich dabei schlicht erschöpfen, ist eine hochdosierte Nahrungsergänzung durch Lysin die einzig mögliche Therapie. Ziel dabei ist es, das gestörte Gleichgewicht durch eine dauerhaft hohe Konzentration von Lysin-Blockern zu korrigieren.

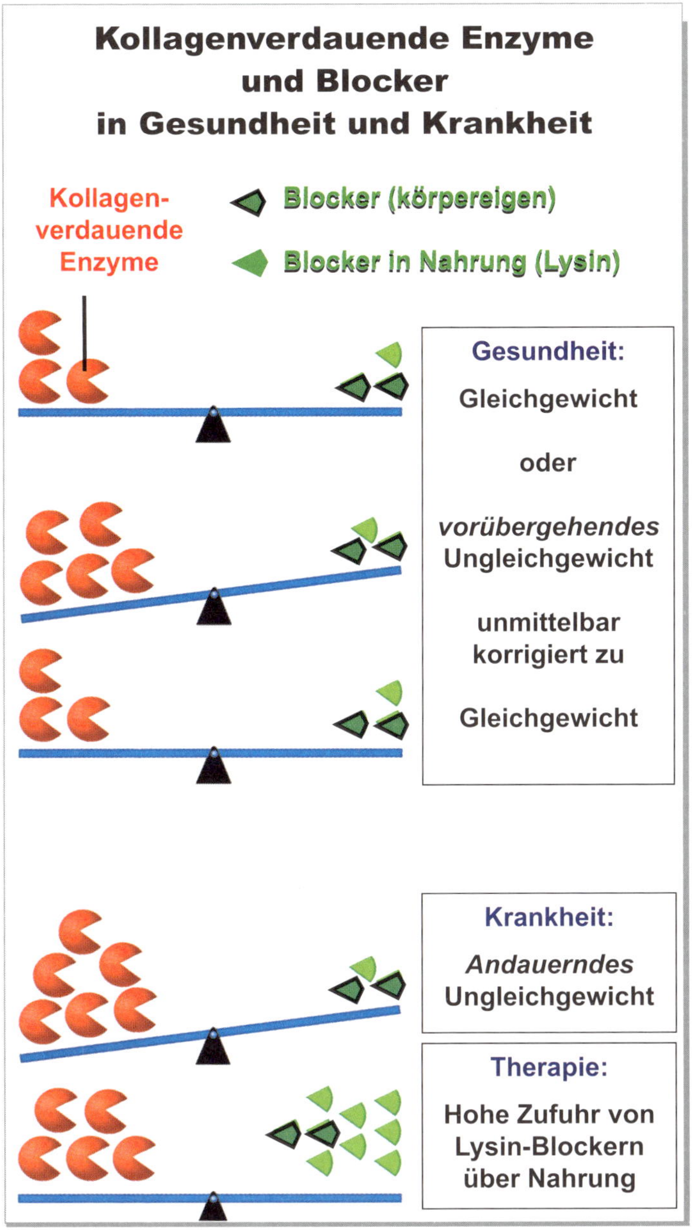
Kollagenverdauende Enzyme
und Blocker
in Gesundheit und Krankheit
Kollagen-
verdauende
Enzyme
Blocker (körpereigen)
Blocker in Nahrung (Lysin)
Gesundheit:
Gleichgewicht
oder
vorübergehendes
Ungleichgewicht
unmittelbar
korrigiert zu
Gleichgewicht
Krankheit:
Andauerndes
Ungleichgewicht
Therapie:
Hohe Zufuhr von
Lysin-Blockern
über Nahrung

Erfolgreiche Anwendung der Enzymblockertherapie

Die erfolgreiche Blockade der Ausbreitung von Krankheiten mit Hilfe der Blockade kollagenverdauender Enzyme ist bei verschiedenen Krankheiten bereits erfolgreich angewendet worden. Besonders bedeutsam sind dabei Krankheiten, bei denen die herkömmliche Schulmedizin keine vorbeugenden oder heilenden Therapiemöglichkeiten hat. Hierzu gehören insbesondere die in der nebenstehenden Abbildung dargestellten Formen von Krebs.

Es gibt inzwischen hunderte von Studien, die nachweisen, dass eine hohe Zufuhr von Vitamin C, Vitamin E, Betakarotin und anderen Nahrungsergänzungsstoffen verschiedenen Formen von Krebs vorbeugen kann. Einen Überblick darüber geben die Literaturhinweise im Anhang. Hochdosierte Vitaminzufuhr ist daher die Grundvoraussetzung jeder Krebstherapie. Gewisse Erfolge der Vitamintherapie wurden zwar für hormon-*unabhängige* Krebsarten nachgewiesen, wohingegen sich hormon-*abhängige* Krebsformen bisher kaum oder gar nicht auf natürliche Weise beeinflussen ließen.

Mit Lysin steht erstmals eine gezielte natürliche Therapieform zur Verfügung, die kollagenverdauende Enzyme blockieren kann. Da diese Enzyme, wie wir am Beispiel des Eisprungs gesehen haben, besonders durch Hormone aktiviert werden, ist der hochdosierte Einsatz von Lysin bei *allen* Krebsarten entscheidend. So berichtete bereits 1977 eine schwedische Forschergruppe unter Leitung von Dr. Astedt von der Universität Lund über die erfolgreiche Behandlung von Brustkrebs mit Enzymblockern:

> *Der Brustkrebs hatte bei der Patientin bereits Metastasen im Gehirn gebildet. Bestrahlung und Zytostatika blieben ohne Erfolg. Unter der Therapie mit dem Blocker kam es zu einer Rückbildung der Gehirnmetastasen und anderer Krankheitssymptome. Ein Jahr nach der Behandlung war die Patientin ohne Beschwerden.*

Enzymblocker-Therapie bei Krebs

Hormon-*abhängige* Krebsarten

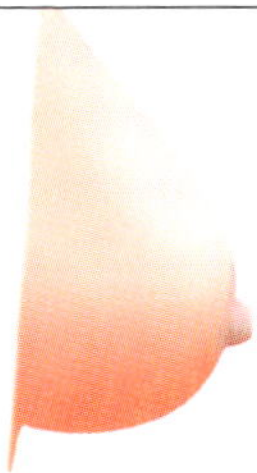

Brustkrebs
(Mamma-Ca)

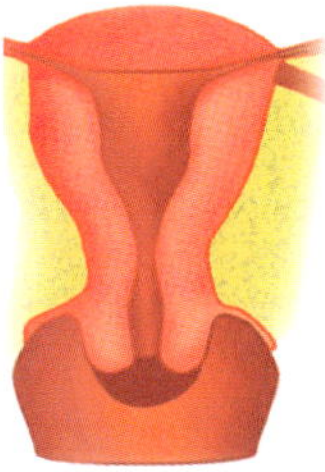

Gebärmutter
(Uterus-Ca)

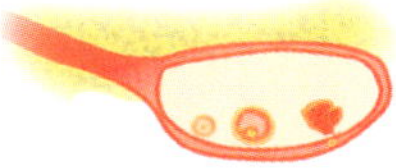

Eierstock
(Ovarial-Ca)

Ca = Karzinom

Hormon-*unabhängige* Krebsarten

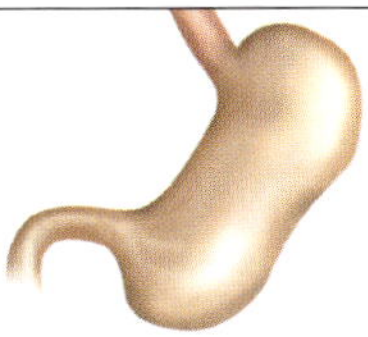

Magenkrebs

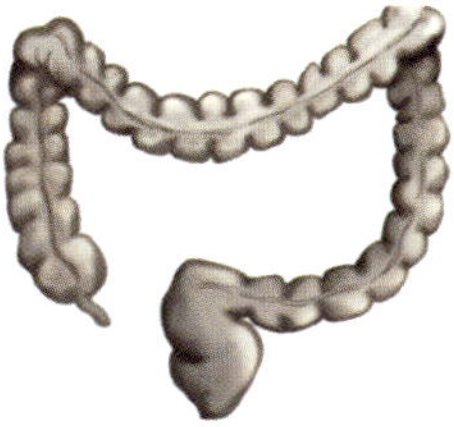

Darmkrebs

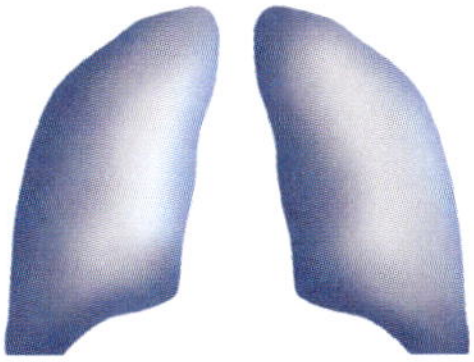

Lungenkrebs

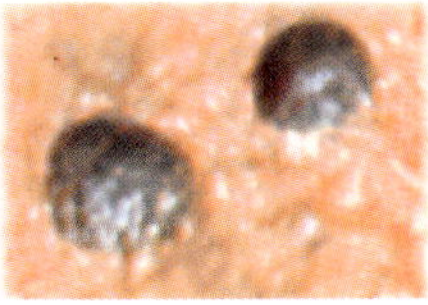

Hautkrebs

Die Behandlung dieser Patientin war mit einem synthetischen Abkömmling des natürlichen Lysins, der Tranexamsäure, erfolgt. Diese Lysin-Variante ist um ein vielfaches stärker als das natürliche Lysin, ist aber künstlich hergestellt und verschreibungspflichtig. Ein ähnlicher Effekt ist mit höheren Dosen des natürlichen Lysins ohne Nebenwirkungen möglich.

Im offiziellen Ärzteblatt der amerikanischen Ärztekammer, *Journal of the American Medical Association (JAMA)* vom 11. Juli 1977, berichtete dieselbe Forschergruppe über spektakuläre Erfolge für die Behandlung von Eierstockkrebs (Ovarialtumoren). Selbst in weit fortgeschrittenen Fällen dieses Krebses mit Tochtergeschwülsten in anderen Organen war es durch die Enzymblockadetherapie zu einer Einkapselung der Tumoren gekommen und die weitere Ausbreitung konnte aufgehalten werden.

Ein weiterer Bericht wurde bereits 1980 von Wissenschaftlern der Universität Tokio unter der Leitung von Dr. Suma veröffentlicht:

> *Der Behandlungserfolg war bei einer Patientin mit fortgeschrittenem und nicht mehr operierbarem Eierstockkrebs erzielt worden. Die Krebskrankheit hatte bei der Patientin bereits zu Tochtergeschwülsten und Bauchwasser geführt. Selbst in diesem fortgeschrittenen Stadium kam diese Krebskrankheit mit Hilfe der Enzymblockade-Therapie zum Stillstand. Die untersuchenden Ärzte beobachteten den Verlauf der Krankheit noch mehrere Jahre und schlossen ihren ermutigenden Bericht: „Noch drei Jahre nach Beginn dieser Behandlung war die Patientin ohne jegliche Beschwerden."*

Brustkrebs ist die bei weitem häufigste Form von Krebs bei Frauen, gefolgt von Gebärmutterhalskrebs (Zervixkarzinom) und Eierstockkrebs (Ovarialkarzinom). Während des Zyklus der Frau kommt es unter Hormoneinfluß im monatlichen Rhythmus zur Umbildung des Brustgewebes.

Fallen die Gegensteuerungsmechanismen aus, wird die Gewebeumbildung zum Dauerzustand, und es kommt zu unkontrollierter Gewebewucherung als Ursache des Krebsgeschehens.

Betrachtet man die Tatsache, dass allein in Europa jedes Jahr hunderttausende Frauen an diesen Krebsformen sterben, so fragt man sich: Wie kann es sein, dass so bedeutsame und erfolgversprechende Therapieformen wie die Enzymblockade nicht schon längst angewendet werden? Die Antwort: Der Markt an chemotherapeutischen Medikamenten ist der zweitlukrativste Markt der Pharmaindustrie nach den Herz-Kreislauf-Präparaten. Allein der weltweite Markt für Zytostatika (Chemotherapie) umfaßt über hundert Milliarden Mark jedes Jahr. Aus diesem Grund hat die pharmazeutische Industrie keinerlei Interesse, Therapieverfahren zu entwickeln, die die Krebserkrankung beseitigen.

Selbst für die wenigen Enzymblocker-Studien wurden fast ausschließlich die *synthetischen* Abkömmlinge des Lysins getestet. Grund: Sie waren im Gegensatz zu der Natursubstanz Lysin patentierbar und damit lukrativ für die Pharmaindustrie. Doch selbst für diese patentierbaren Substanzen bedeutete die Aussicht, dass diese Medikamente die Krebskrankheit beseitigen könnten, das „Aus".

Jahrelang wurden die ersten Hinweise auf diese neue Therapie aus rein kommerziellen Interessen ignoriert. Erst mit meiner wissenschaftlichen Arbeit 1992 wurde die Bedeutung dieses medizinischen Durchbruchs und des therapeutischen Einsatzes von Lysin für *alle Bereiche der Medizin* deutlich (s.S. 60/61).

Lysin-Therapie bei weiteren Krankheiten

Der therapeutische Einsatz von Lysin zur natürlichen Krankheitsbekämpfung ist nicht auf das Krebsgeschehen beschränkt. Auch viele andere Krankheiten, bei denen die Schulmedizin bisher keine wirksamen Heilmittel kennt, werden auf natürliche Weise behandelbar. Die nebenstehende Tabelle gibt eine Übersicht über die Krankheiten, bei denen der hochdosierte Einsatz von Lysin sinnvoll ist.

Bei der **Atherosklerose** wird mit Hilfe von Lysin die Ausbreitung und Vergrößerung der Ablagerung (atherosklerotischen Plaques) in den Arterienwänden des Herzens und des Gehirns zum Stillstand gebracht. Gleichzeitig wird mit Hilfe von Vitaminen und anderen Nahrungsergänzungsstoffen ein natürlicher Heilungsprozess der Arterienwand eingeleitet.

Bei **Infektionskrankheiten,** die durch Viren verursacht sind, wie Grippe, Herpes und Aids, oder durch Bakterien, wie Lungen-, Mittelohr- und Blasenentzündung, kommt es durch Lysin zu einer Neutralisierung der aggressiven Mechanismen. Die Krankheitsausbreitung wird verlangsamt oder gestoppt. Eine Kombination mit hochdosiertem Vitamin C und anderen Nahrungsergänzungsstoffen ist sinnvoll.

Selbst bei **chronischen Entzündungen** des Magens, des Darmes, der Gelenke und des Bewegungsapparates hilft Lysin, die Entzündung einzudämmen. Viele chronische Entzündungen sind mit hochdosiertem Einsatz von Lysin in Kombination mit anderen wichtigen Nahrungsergänzungsstoffen behandelbar.

Selbst die weitverbreiteten **allergischen Erkrankungen** wie Heuschnupfen, Neurodermitis und Nesselsucht sind mit Hilfe von Lysin abzumildern oder ganz zu verhindern. Auch in diesen Fällen empfiehlt sich eine Kombination mit Vitamin C und anderen Nahrungsergänzungsstoffen.

Enzymblocker-Einsatz bei verschiedenen Krankheiten

KREBS

ATHEROSKLEROSE

INFEKTIONSKRANKHEITEN

- Viren (Grippe, Herpes, AIDS etc.)
- Bakterien (Lungen-, Mittelohr-, Blasenentzündungen etc.)

CHRONISCHE ENTZÜNDUNGEN

- Magengeschwüre
- Darmentzündungen (Colitis, Morbus Crohn)
- Gelenkentzündungen
- Rheumatische Erkrankungen

ALLERGISCHE ERKRANKUNGEN

- Gefäßschwellungen (Angioödem)
- Nesselsucht (Urtikaria)
- Hauterkrankung (Neurodermitis)
- Asthma (allergisches Asthma)
- Heuschnupfen (allergische Rhinitis)
- Bindehautentzündung der Augen

Bitte beachten Sie: All dies sind Krankheiten, die einer ärztlichen Betreuung bedürfen. Die Empfehlungen dieses Buches sollen nicht die Beratung durch Ihren Arzt oder Ihre Ärztin ersetzen, sondern ergänzen deren Maßnahmen auf sinnvolle Weise.

Alois Wagner
Nordhorn

Sehr geehrter Herr Dr. Rath,

vor ca. einem Jahr bemerkte ich Blut in meinem Urin und ging deshalb zum Urologen. Dieser diagnostizierte zunächst eine Blasenerkältung und behandelte mich dementsprechend. Erst durch eine Röntgenaufnahme mit Kontrastmittel konnte man einen 5 cm großen Tumor im Blaseninneren erkennen. Die Computertomographie ergab auch Hinweise auf befallene Lymphknoten. Auch die Blutwerte waren schlecht, so daß mich die Ärzte zur Operation drängten.

Darauf hin unterzog ich mich einer Operation, bei der der Tumor entfernt wurde. Bei dieser Operation hat sich herausgestellt, daß die der Krebs schon tief in die Blasenwand eingewachsen war und man hat mir zu einer Blasenentfernung geraten, wobei eine neue Blase aus Darmgewebe geformt wird.

Bei dieser Operation wurden die umliegenden Lymphknoten mit entfernt. Die Untersuchung der Lymphknoten ergab, daß diese auch bereits befallen waren. Ich entschloß mich auf anraten meiner Ärzte zu einer Chemotherapie. Nach meinen Operationen hatte ich drastisch an Gewicht verloren und fühlte mich auch sonst sehr schwach.

Das Gefühl, daß ich die Chemotherapie nicht durchstehe war so stark, daß ich mich entschloß, die Therapie entgegen dem Rat der Ärzte abzubrechen.

Ich nehme seitdem regelmäßig Ihre Präparate Vitacor Plus und Lysin ein. Ich habe seit einiger Zeit mein ursprüngliches Gewicht wieder erreicht und fühle mich ansonsten topfit. Mein Blutbild ist vollkommen in Ordnung und bei einer Computertomographie, die vor kurzem gemacht wurde erhielt ich die für mich erlösende Nachricht: Der Lymphdrüsenkrebs ist verschwunden. Keinerlei Geschwülste sind mehr nachzuweisen. Ich habe den Krebs besiegt.

Mit freundlichen Grüßen

Alois Wagner

Sehr geehrter Herr Dr. Rath,
gestatten Sie mir, Ihnen eine Erfolgsmeldung meine Frau M. betreffend zu machen. Meine Frau war zum zweiten Mal an der Hodgkinschen Krankheit (Lymphogranulomatose) erkrankt und war nahezu austherapiert.
Sie hatte zahllose Chemotherapien über sich ergehen lassen müssen und eine doppelte Stammzellentransplantation (Knochenmarkstransplantation) 1998. All dies blieb ohne Wirkung, bis ich auf Ihre Produkte stieß. Dies war im Februar 1999. Ab diesem Zeitpunkt nimmt meine Frau folgende Produkte:

Lysin C **ProLysin C**
Immunocell **Vita-C-forte**

und natürlich das Basisprodukt Vitacor plus.

Am Beginn hat sie die doppelte Dosis genommen, ca. 1 Monat lang. Nach diesem Monat ist sie auf eine normale Dosis zurückgegangen. Begleitend nimmt sie seit etwa 1 Jahr täglich Ascorbinsäure bis zu 30 Gramm* zu sich, aufgeteilt auf 3 Rationen, mit den Zellular Medizin Produkten.

Das Resultat nach 5 Monaten übersende ich Ihnen mittels der beiliegenden Krankenhausberichte. Es sind dies 3 Computertomographie-Berichte, wobei erst ab Nummer 2, nach einer Lungenentzündung, mit den von Ihnen entwickelten Produkten begonnen wurde. Es gäbe noch viel zu berichten, aber alleine die Tatsache, daß die Produkte von Dr. Rath eine derartige Veränderung in diesem kurzen Zeitraum bewirken, spricht ja eindrucksvoll für sich. Wir sind nicht so euphorisch, an eine vollständige

Ausheilung zu glauben, aber das völlige zum Stillstand kommen der Krankheit wäre ja sensationell genug.

Meine Frau konnte teilweise nicht mehr gehen, so geschwächt war sie von den Nebenwirkungen (3 Wochen Dauerhusten) der Chemotherapie. Was Chemotherapie und Stammzellentransplantation in 3,5 Jahren nicht schafften, ist in reale Nähe gerückt. Es ist sogar für unsere Freunde unglaublich, meine Frau in diesem körperlich und geistig so guten Zustand zu sehen. - Zum Abschluss ein Ausspruch von meiner Frau: „Ich fühle mich zum ersten Mal seit Jahren wieder so richtig gesund". Man kann es also auch fühlen, wenn man gesund ist.

Nochmals herzlichen Dank an Sie für Ihren unermüdlichen Einsatz bei der Entwicklung solcher phantastischer Produkte. Sie haben 3 Kindern ihre Mutter zurück ins Leben geholt. Es ist nicht beschreibbar, was das heißt. Wenn man rings um sich schaut, schaudert einem vor der Qual, die Menschen mit Krebserkrankungen durch Chemotherapien angetan wird. Es ist höchste Zeit, daß sich hier etwas ändert. Der Erfolg wird uns Recht geben.

Für nähere Auskünfte stehen wir gerne bereit. Mit freundlichen Grüßen

Ihr F. Z.

P.S.: Falls Leser dieses Briefes Mitteilungen oder Nachfragen haben, können Sie uns diese an folgende E-Mail-Adresse schicken: lysine@gmx.at

Befunde des Allgemeinen öffentlichen Krankenhauses der Elisabethinen A-4010 Linz, Fadingerstraße 1, Institut für Radiologie - Leiter: Prim. Dr. F. Mieß

Computertomographie-Befund vom 13.01.1999 (vor Beginn der Vitamin-Therapie):

Klinische Diagnose:
Morbus Hodgkin, Rezidiv (wiederaufgetretene Form der Hodgkinschen Krankheit, „Lymphdrüsenkrebs").

Ergebnis:
Seit der letzten Untersuchung wesentliches Fortschreiten der Krankheit sowohl in der Lunge als auch in den Lymphknoten. Die von der Krankheit befallenen Lymphknoten haben sich „explosionsartig vermehrt."

Computertomographie-Befund vom 25.05.1999 (kurz nach Beginn der Vitamintherapie):

Ergebnis:
„Wenn man den heutigen Aspekt mit einer Voruntersuchung Anfang des Jahres, 13.01.1999, vergleicht, sieht man zweierlei: Bei der genannten Voruntersuchung bestand zum einen ein wesentlich ausgedehnterer pulmonaler Befund beidseits (beide Lungenflügel waren befallen) und zum anderen war der Aspekt vom Befallmuster her gesehen sehr viel typischer für eine pulmonale Parenchyminvolvierung (Lungengewebebefall) im Rahmen einer Hodgkin-Erkrankung als das heute der

Fall ist. Auch das Ausmaß der Lymphknotenbeteiligung war bei der Voruntersuchung vom Januar dieses Jahres deutlich größer als heute."

Computertomographie-Befund vom 15.09.1999 (nach mehreren Monaten auf Dr. Rath's Vitaminprogramm):

Ergebnis:
„Im Bildvergleich zum 25.05.1999 deutliche Befundbesserung, da das mikronoduläre Bild in den Lungenhemisphären beidseits nicht mehr vorhanden ist (die für die Hodgkin-Krankheit typischen Schattungen in den Lungenflügeln sind also nicht mehr nachweisbar)."

Das Krankheitsbild einer erfolgreichen Anwendung von *Vitacor Plus* (3x1), *Immunocell* (3x1), *LysinC-Drink* (3x3 Meßbecher) bei Speiseröhrenkrebs

Die Patientin aus unserer Nachbarschaft bekam im August 1999 die Diagnose, daß sie an einem Tumor der Speiseröhre erkrankt ist.

Im September 1999 wurde sie ins Krankenhaus eingeliefert und operiert; leider war der Tumor inoperabel, da schon die Luftröhre sowie die Hauptschlagader umwachsen waren.

Es begann die Chemotherapie, außerdem 33 Kobaltbestrahlungen. Die Patientin nahm in zwei Wochen 10 kg ab und konnte das Bett nicht mehr verlassen.

Nach den Behandlungen hatte die Speiseröhre einen 2 cm langen Riß, die Patientin bekam Anfang Dezember 1999 einen künstlichen Mageneingang und wurde entlassen mit der Bemerkung, daß sie Weihnachten nicht mehr erleben würde.

Von diesem Zeitpunkt an empfahlen wir unserer Nachbarin, die Formulas von Dr. Rath zu nehmen. Am 10. Januar 2000 mußte sie zur Untersuchung ins Krankenhaus. Das Erstaunen der Ärzte war groß, denn sie hatten ihre Patientin nicht mehr erwartet.

Es wurde festgestellt, daß der Tumor zum Stillstand gekommen war, die Patientin zugenommen hatte und gehen konnte. Sie geht inzwischen wieder ihrer Hausarbeit nach (natürlich eingeschränkt), freut sich, daß sie wieder etwas trinken kann.

Die letzte Untersuchung im März 2000 ergab, daß die umwachsene Speiseröhre sich wieder begradigt hat und auch die angegriffene Lunge fast wieder frei ist.

Die sogenannte Fistel an der Speiseröhre ist wesentlich zurückgegangen und eine Ärztin hat bestätigt, daß es möglich sein könnte, daß der Riß an der Speiseröhre wieder zuheilt. Drei Ärzte hatten vorher eine Heilung ausgeschlossen.

Dietrich Münzenmaier,

Messelbergstraße 5, 73098 Rechberghausen

Sehr geehrter Herr Dr. Rath,
ich möchte über die Wirkung des neuen Präparats ***Pro-LysinC*** auf meinen Grauen Star berichten. Ich hatte rechts nur noch 35% und links nur 20% Sehvermögen laut Augenarzt im September 1998. Meine Probleme begannen vor 35 Jahren nach einem Autounfall mit Schleudertrauma. Der mich behandelnde Hausarzt und danach auch Spezialisten haben durch Spritzen, Tabletten und Zäpfchen zur Schmerztherapie nichts anderes erreicht, als daß **infolge der Pharmagifte** es zu **starker Aderschädigung** gekommen ist, weil, wie Sie im Heft „Fragen und Antworten zur Zellular Medizin" auf Seite 9 schreiben, der Abbau der Pharmagifte starke Verluste von Vitamin C hervorruft. Erst ein Arzt, der seine Zusatzausbildung zum Chiropraktiker im Ausland machen musste, weil es in Deutschland die Arztausbildung – vermutlich auf Betreiben der Pharma-Industrie – gar nicht gibt, hat mich aus dem Teufelskreis herausgeholt. Der erste Erfolg war, dass ich keine Betäubungsgifte zur Schmerzbehandlung mehr nehmen musste. Bekommen habe ich von der Pharma-Gift-Behandlung einen hohen Blutdruck, Arthrosen in fast allen Gelenken, **Grauen Star** und eine starke Bronchienschädigung. Am 1.1.99, nach 5 Blutdruck-Krisen (220/ 110 bis 236/128), hat der Notdienst-Arzt meinen hohen Blutdruck anfangs behandelt mit ACE-Hemmer 20 mg, 2x/Tag. Danach hatte ich nach Lesen Ihres Buches „Warum kennen Tiere keinen Herzinfarkt – aber wir Menschen" die erste Sendung bestellt, die dann am 22.1.99 eintraf. Genommen habe ich jeweils die volle Dosis von ***Vitacor Plus*** ab 22.1.99, dazu ab 12.2.99 ***Relacor*** und ab 3.3.99 ***Arteriforte***. Zunächst sank der Blutdruck relativ stetig von 145/105 Anfang Januar 1999 auf 130/90 im Juni 99, wobei das Farbsehvermögen besser geworden ist, weil mir z.B. Verkehrsschilder farbkräftiger erschienen sind. Als ich dann zusätzlich wegen einer immer wieder auftretenden Bronchitis ab 12.7.99 ***ProLysinC*** nahm, stieg der Blutdruck etwas. Zudem traten am 3.11. plötzlich im linken Auge ca. 8 schwarze runde Flecken auf. Tags darauf waren es um das Vielfache mehr Flecken, weshalb ich sofort den Augenarzt wegen einer Untersuchung der Netzhaut aufsuchte. Das Ergebnis war, Sehtest mit Brille „gut",

Netzhaut „hervorragend durchblutet", die „Schlieren" seien eine vorübergehende Erscheinung. Am nächsten Tag waren die Punkte in der Mitte schon grau und sie befanden sich in einem unregelmäßig umrandeten großen Feld. Eine Woche später waren die grauen Flecken im Kern schon hell, das Sehvermögen des linken Auges hatte sich schon deutlich verbessert. Ab dem 16. 11. traten erstmals auch im rechten Auge gänzlich anders geformte Schlieren auf, mehrere ovale und größere unregelmäßig grau umrandete Felder. Gleichzeitig waren im linken Auge nur links außen noch Reste der vorherigen Schlieren vorhanden. Ab dem 28.11. tauchten im linken Auge ähnlich geformte Felder auf wie zuvor im rechten Auge. In den letzten vier Monaten habe ich in den Augen zwar immer noch wenige Sekunden lang auftretende Schlieren, das Sehvermögen hat sich jedoch abermals deutlich verbessert. Im Nahbereich sehe ich mit meiner (fast drei Jahre alten) Brille schon sehr gut. Im Fernbereich ist die Brille vermutlich seinerzeit durch die graue Schicht nicht optimal angepasst worden. Das wird sich demnächst beim Augenarzt sicher herausstellen denn ich sehe auch in der Ferne zwar noch etwas unscharf, aber bis in Weiten, die zuvor nicht mehr sichtbar waren. Bei Fielmann habe ich im Februar 2000 einen Sehtest machen lassen, der im linken Auge 50% und im rechten Auge 65% Sehvermögen erbrachte. Diese Werte sind eigentlich altersgerecht. Die junge Optikermeisterin konnte meine Geschichte vom verschwundenen Grauen Star nicht fassen und hat sicher geglaubt, dass bei mir im Kopf etwas nicht stimmt. Abschließend möchte ich nicht unerwähnt lassen, daß ich heute auch in meinen Gelenken schmerzfrei bin, die Bronchien sind geheilt und die Ablagerungen in den Gelenken sind abgebaut. Auch den ACE-Hemmer nehme ich nach Normalisierung des Blutdrucks nicht mehr. Ich danke Ihnen und wünsche Ihnen weiterhin viel Erfolg mit der Zellular Medizin!

Ihre Annemarie Plater

Herkömmliche Krebstherapie - eine tödlichen Sackgasse

Wenn Sie bis hierher gelesen haben, so werden Sie sich sicher fragen, ist denn die bisherige Krebstherapie ein völliger Irrweg? Die Antwort: Ja!

Die herkömmliche Krebsbehandlung besteht aus dem chirurgischen Eingriff (Operation), Bestrahlung (Radiotherapie) und vor allem der Chemotherapie (Zytostatika). Keines dieser herkömmlichen Verfahren zur Krebsbehandlung hat bisher den Nachweis gebracht, dass es das Leben des Patienten verlängert. Dies bedeutet, dass diese Therapieverfahren seit Jahrzehnten angewendet werden, obwohl die behandelnden Ärzte wissen, dass sie die Krankheit nicht heilen, sondern vielfach nur noch beschleunigen.

Unter dem wachsenden Druck der Pharmaindustrie werden die Patienten vor allem zu einer Zytostatikatherapie überredet. Zytostatika bedeutet: Zellgift. Die Pharmaindustrie vermarktet diese Zellgifte mit dem Argument, die Krebszellen würden geschädigt. Dass auch alle anderen Zellen des Körpers geschädigt werden, wird verschwiegen. So führt die Zytostatika-Vergiftung des Knochenmarks, dem Ort der Blutzell-Neubildung, fast immer zu Blutarmut (Anämie) und zu erhöhter Infektanfälligkeit. Die Zytostatika-Vergiftung der Schleimhautzellen im Magen-Darmtrakt führt zu Durchfall und Darmblutungen und die Schädigung der Haarwurzeln zu Haarausfall.

Anstatt die Abwehrkräfte des Körpers gegen den Krebs zu stärken, werden diese durch Zytostatika *gelähmt*. Die Nebenwirkungen dieser „Chemotherapie" sind so schwer, dass sie den Einsatz von immer mehr Medikamenten erfordern, wie z.B. Antibiotika, Blutersatzstoffe, Schmerzmittel, Cortison und vieles mehr. Die letzten Wochen und Monate in der Krebsbehandlung werden so zu einem Eldorado der Pharmaindustrie.

Kaum ein Arzt, den ich kenne, würde bei Krebs eine Chemotherapie bei sich selbst anwenden lassen!

Selbst Könige sind im Netz des Pharma-Kartells gefangen

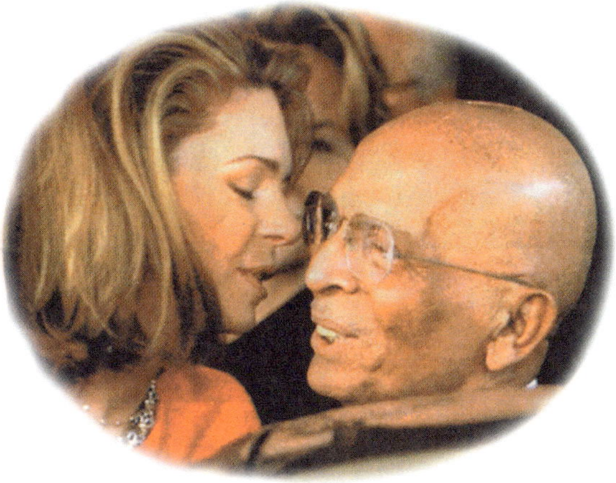

König Hussein von Jordanien † 1999:

Todesursache war nicht die Krebskrankheit, sondern die Chemotherapie mit Zytostatika

Dass nicht nur einfache Menschen in dieser Sackgasse der gegenwärtigen Medizin enden, zeigt das Beispiel des jordanischen Königs Hussein. In dem Glauben, eine besonders gute Behandlung für seine Leukämie (Blutkrebs) zu erhalten, begab sich König Hussein in eine der Hochburgen des Pharmakartells: die *Majo-Klinik* in Rochester, New York, USA.

Das Ergebnis ist bekannt: Die Zytostatikabehandlung zerstörte auch das Knochenmark des Königs. Die dadurch erforderlich gewordene Knochenmarkstransplantation überlebte er nicht. Die durch das Pharma-Kartell propagierte Zytostatika-Therapie brachte den König schneller um als die eigentliche Krebskrankheit.

Krebs ist jetzt *kein* Todesurteil mehr

1992 veröffentlichte ich die hier dargestellten Fortschritte der Zellular Medizin erstmals in einer wissenschaftlichen Grundlagenarbeit mit dem Titel: *Eiweißverdauung durch das Enzym Plasmin und die Rolle von Lysin und synthetischen Lysin-Abkömmlingen*, im englischen Original: *Plasmininduced Proteolysis and the Role of Apoprotein(a), Lysine, and Synthetic Lysine Analogs*. Ich bat den Nobelpreisträger Linus Pauling als Co-Autor, die weitreichenden Schlußfolgerungen meiner Arbeit zu unterstützen.

Erstmals in der Medizin war damit klar:

- Nicht nur Krebs und einzelne andere Krankheiten, sondern *fast alle bekannten Krankheiten* benutzen den Mechanismus der Kollagenverdauung zur weiteren Ausbreitung im Körper.
- Der Mechanismus der Kollagenverdauung spielt auch im fortgeschrittenen Stadium der Arterienverkalkung (Atherosklerose) eine wichtige Rolle bei der Bildung der Plaques.
- Durch den hochdosierten Einsatz von Lysin oder synthetischen Lysinabkömmlingen lässt sich die Ausbreitung fast jeder Krankheit abschwächen oder aufhalten. Die Verbindung von Lysin vor allem mit Vitamin C zur Stabilisierung des Bindegewebes ist ein medizinischer Durchbruch bei vielen als unheilbar geltenden Krankheiten.
- Der gezielte Einsatz dieser Therapiekombination wird zu einem Durchbruch im Kampf gegen Krebs, Infektionskrankheiten einschließlich Aids und vielen anderen Krankheiten führen.

Als direktes Ergebnis dieser Arbeit war Krebs plötzlich kein Todesurteil mehr. Wie die nächsten Seiten zeigen, führte diese Arbeit auch bei der Behandlung von Aids unmittelbar zu einem Durchbruch.

Manuskriptseite der wissenschaftlichen Grundlagenarbeit

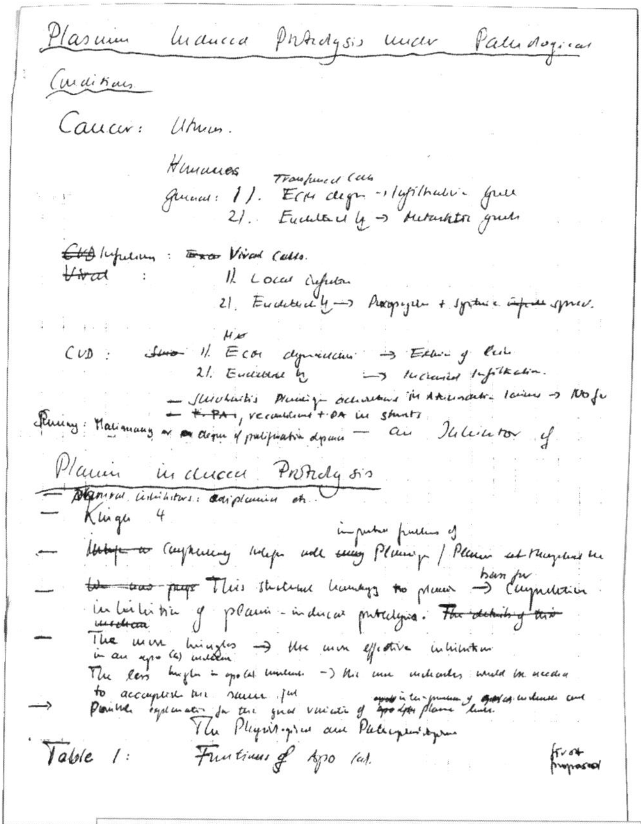

Plasmin induced Proteolysis under Pathological Conditions

Cancer: Uterus.

Hormones

Transformed cells

General: 1). ECM degr. → infiltrative growth

2). Enclosed by → metastatic growth

Infection: Viral cells.

1). Local infection

2). Enclosed by → Pathogen + systemic spread.

CVD: 1). ECM degradation

2). Enclosed by → Increased infiltration.

Plasmin induced Proteolysis

— Kringle 4

— This structure homology to plasmin → basis for competitive inhibition of plasmin-induced proteolysis.

— The more kringles in an apo(a) molecule → the more effective inhibition

The less kringles in apo(a) molecule → the more molecules would be needed to accomplish the same job

→ Possible explanation for the great variation of apo(a) plasma levels.

Table 1: Functions of apo(a).

first proposed

Plasmininduced Proteolysis and the Role of Apoprotein(a), Lysine, and Synthetic Lysine Analogs

Der Durchbruch in der AIDS-Epidemie und warum 15 Millionen umsonst sterben mußten

Die weitreichendste Konsequenz dieser wissenschaftlichen Arbeit war der Durchbruch bei der Bekämpfung der Aids-Epidemie. In der Zusammenfassung meiner Arbeit schrieb ich: „Es ist absehbar, dass der medizinische Einsatz von Lysin und synthetischen Lysin-Abkömmlingen, speziell in Verbindung mit Vitamin C, zu einem Durchbruch in der Kontrolle verschiedener Krebsarten, von Infektionskrankheiten einschließlich Aids sowie von vielen anderen Krankheiten führen wird."

1992, dem Erscheinungsjahr dieser Arbeit, hatte die weltweite Aids-Epidemie die Zehnmillionengrenze längst überschritten und eine Therapie war nicht in Sicht. Meine Veröffentlichung, dass die Aids-Epidemie mit Hilfe von Lysin, einem natürlichen Blocker eiweißverdauender Enzyme (Proteasen), unter Kontrolle gebracht werden kann, bedeutete den Durchbruch. Doch in den Chefetagen der Pharmakonzerne entschied man, dass die Aids-Epidemie so lange wie möglich als Markt erhalten werden muß. Daher wurde die Information über die *natürliche* Bekämpfung der Aids-Epidemie sofort mit einem Medienboykott belegt.

Gleichzeitig versuchte man, die in meiner Arbeit dargestellten therapeutischen Erkenntnisse für die Zwecke des Kartells zu nutzen. Fieberhaft wurde in den Pharmalabors nun an *synthetischen* und damit patentierbaren und lukrativen Protease-Blockern gearbeitet. Bereits 1996 feierte das Kartell die ersten *künstlichen* Protease-Hemmer als Durchbruch gegen die Aids-Krankheit.

Eine Behandlung mit den neuen Protease-Hemmern bringt pro Patient und Jahr über 20.000 DM in die Kassen des Pharma-Kartells. Doch damit sind Millionen Aids-Patienten in Afrika, Asien und Südamerika zum Tode verurteilt, weil sie diese Medizin nicht bezahlen können.

15 Millionen AIDS-Opfer waren vermeidbar

Amerika
Tote: 1 Mio.
Erkrankte: 2,5 Mio.

Europa
Tote: 100.000
Erkrankte: 680.000

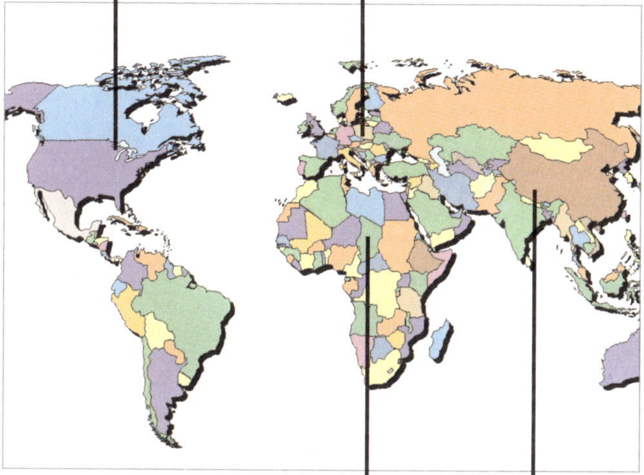

Afrika
Tote: 12 Mio.
Erkrankte: 22 Mio.

Asien
Tote: 2 Mio.
Erkrankte: 5 Mio.

Auf das Konto des Pharma-Kartells gehen allein seit 1992 weltweit:

Tote: 15 Millionen Menschen
Erkrankte: 30 Millionen Menschen

Die konsequente Anwendung der Zellular Medizin kann gerade auch in Entwicklungsländern Millionen Menschenleben retten.

Sehr geehrter Herr Dr. Rath,

ich habe vor ca. vier Monaten von Ihren Vitaminpräparaten gehört und nehme sie seitdem regelmäßig. Gerne berichte ich Ihnen von meinen Erfahrungen:

Ich bin 28 Jahre alt, HIV-positiv und schwanger. Ich habe im Rahmen meiner Schwangerschafts-Vorsorgeuntersuchung von meiner Infektion erfahren. Ich gehe davon aus, daß ich seit ca. einem Jahr infiziert bin.

Nachdem ich den ersten Schock nach Erhalt des Testergebnisses überwunden hatte, informierte ich mich über die Möglichkeiten, das Virus in Schach zu halten. Ich hatte von den Medikamenten-Cocktails gehört, aber in der Schwangerschaft wollte ich diese so weit es geht vermeiden. Und wie es der Zufall wollte, lernte ich eine Frau kennen, die von Ihren Vitamin-Präparaten sehr begeistert ist und die mir gleich Ihr neustes Buch "Fortschritte der Zellular Medizin" in die Hand drückte. Ich weiß gar nicht mehr, wie oft ich es gelesen habe. Gleichzeitig begann ich mit der Einnahme des Vitacor Plus (3x1). Zu der Zeit lag meine Viruslast bei 7000 Kopien. Zur Erklärung: ab ca. 10.000 Kopien fängt die Schulmedizin an, über eine Kombinationstherapie nachzudenken. Aber nicht nur über die Medikamente machte ich mir Sorgen, sondern auch um mein Baby. Je mehr Viren in meinem Blut vorhanden sind, desto größer ist die Ansteckungsgefahr.
Nach zwei Monaten Vitacor Plus lag meine Virusbelastung nur noch bei 3000 Kopien, wobei erwähnt werden muß, daß die Anzahl der Viren immer schwankt und ein einmaliger Abfall auch mit der jeweiligen körperlichen Verfassung zu tun haben kann.

Nach längerem Überlegen entschloß ich mich, zusätzlich zu dem Vitacor Plus das ProLysinC zu nehmen. Zwei Monate später wurde wieder eine Blutuntersuchung gemacht und das Ergebnis hat mich sehr überrascht und gleichzeitig sehr gefreut. Es wurden nur noch 400 Kopien gezählt. Leider hatte ich bis jetzt noch nicht die Möglichkeit, mit meinem Arzt darüber zu sprechen, aber für mich bedeutet dieses Ergebnis eine große Erleichterung. Erstmal sinkt somit die Gefahr, mein Baby anzustecken immer weiter und wenn die Ergebnisse mit Hilfe von Lysin so bleiben, dann brauche ich mir in den nächsten Jahren noch keine Gedanken über Medikamenten-Cocktails machen, geschweige denn über eine Aids-Erkrankung. Das wäre einfach wunderbar!

Ich hoffe sehr, dass durch diese Veröffentlichung noch andere HIV-positive Menschen Ihre Vitamine kennenlernen und ausprobieren. Und natürlich genauso gute Ergebnisse erzielen wie ich. Ich glaube auch, daß die Vitamine bei vielen Erkrankungen, mit denen wir HIV-Positiven es im Laufe der Zeit zu tun haben, helfen könnten.

Ich werde auf jeden Fall weiter von meinen Erfahrungen berichten.

Viele liebe Grüße

Anna M.

Warum Sie von diesem medizinischen Fortschritt bisher nichts gehört haben

Dies ist eine der häufigsten Fragen, die mir gestellt werden. Die Antwort: Wirksame Naturheilmittel werden von der Pharmaindustrie bekämpft, weil sie einen weltweiten Markt an Pharmapräparaten von jährlich über einer Billion DM (eine Million mal eine Million DM) überflüssig machen. Oder wie erklären Sie sich die Tatsache, dass nach Angaben der Allgemeinen Ortskrankenkasse (AOK Magazin 4/98) über 24.000 Medikamente, die derzeit auf dem Markt sind, ohne jeglichen Nachweis einer Heilwirkung sind?

Ich habe die weltweite Meinungsmanipulation durch das Pharmakartell am eigenen Leibe erlebt. Da sich der Durchbruch in der Aids-Forschung durch die Protease-Hemmer nicht mehr verheimlichen ließ, mußte der Weltöffentlichkeit ein Wissenschaftler präsentiert werden, der diesen Durchbruch herbeigeführt haben soll. Um zu verhindern, dass die Weltöffentlichkeit von natürlichen Therapiemöglichkeiten gegen Aids und andere Erkrankungen erfährt, präsentierte man ihr eine Marionette als den Entdecker dieses Durchbruchs: *Time-Magazin*, das weltgrößte Nachrichtenmagazin, verkündete einen unbekannten Dr. Ho als „Time-Mann des Jahres 1997". Dr. Ho war immer hin ehrlich genug, den *Time*-Journalisten zu erklären, dass er es gar nicht war, der den Durchbruch im Kampf gegen die Aids-Epidemie eingeleitet hatte! Wer es war, sagte er allerdings nicht.

Die Hintergründe dieser weltweiten Meinungsmanipulation: *Time-Magazin* wird ebenso wie der Fernsehsender *CNN* von der Rockefeller-Gruppe kontrolliert. Der Rockefeller-Clan besitzt Beteiligungen an über 200 Pharmakonzernen und nutzt *CNN*, *Time* und andere Medien gezielt dazu, weltweit die öffentliche Meinung im Interesse des Pharmakartells zu manipulieren.

Weltweite „Gehirnwäsche“ im Interesse des Pharma-Kartells

Rockefeller-Clan
Zusammen mit BASF, Bayer, Hoechst sind die Rockefellers die Drahtzieher des internationalen Pharma-Kartells

Time-Warner
Weltgrößter Medienkonzern

CNN-TV
Weltgrößter TV-Nachrichtensender

Beteiligungen an über 200 Pharmakonzernen

Time-Magazine
Weltgrößtes Nachrichtenmagazin

Vom Pharma-Kartell gekürt zum „Time-Mann des Jahres 1997“: Ein bis dahin unbekannter Dr. Ho

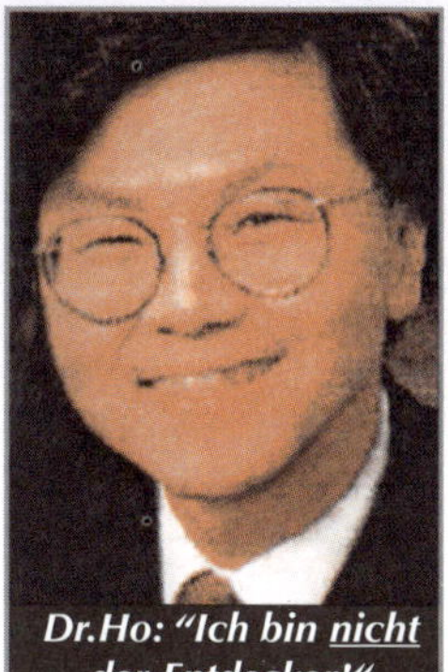

Dr.Ho: "Ich bin nicht der Entdecker!"

Notizen

Natürliche Therapie-Prinzipien

- Vitamin C und Lysin Schlüsselmoleküle der Zellular Medizin
- Gesundheit zum Trinken
- Kollagenproduktion - Schlüssel zur Vorbeugung und Bekämpfung von Krankheiten
- Nahrungsergänzung mit ProLysinC
- Wieviel Vitamin C muss ich nehmen?
  - Der Verdauungs-Toleranz-Test -
- Zellular Medizin Stufenplan
- - Zellular Medizin - Antwort auf 9 von 10 Krankheiten

Vitamin C und Lysin
Schlüsselmoleküle der Zellular Medizin

Mit Vitamin C (Askorbinsäure) und der Aminosäure Lysin stehen die beiden wichtigsten Naturstoffe fest, deren Fehlen bei uns Menschen zu Krankheiten führt. Das fast jeder Mensch an einem Mangel dieser Zellfaktoren leidet, hat zwei wesentliche Gründe: Zum einen können diese beiden Naturstoffe nicht im menschlichen Körper hergestellt werden, zum anderen erlauben unsere heutigen Nahrungsgewohnheiten nicht, dass unser Körper ausreichend über die Nahrung damit versorgt wird. Als Folge davon sind diese beiden lebenswichtigen Naturstoffe bei fast allen Menschen in viel zu geringen Mengen im Körper vorhanden.

Ein Mangel an Vitamin C und Lysin begünstigt die Ausbreitung fast aller Krankheiten. Dies hängt mit der außerordentlichen Bedeutung dieser Zellfaktoren für das Bindegewebe des Körpers zusammen. Dies lässt sich wie folgt zusammenfassen:

1. **Lysin vermindert vor allem den Abbau von Bindegewebe,** indem es die Zerstörung von Kollagenmolekülen durch die Enzyme verhindert. Darüber hinaus ist die Aminosäure Lysin gleichzeitig ein Baubestandteil der Kollagenmoleküle und dafür mitverantwortlich, dass genügend neues Kollagen im Körper produziert wird.
2. **Vitamin C fördert vor allem den Aufbau des Bindegewebes** durch Steuerung einer optimalen Produktion von Kollagen. Ein absoluter Mangel an Vitamin C führt zu Gewebeschwäche und schließlich zu Skorbut. Umgekehrt führt eine optimale Versorgung mit Vitamin-C-Molekülen zu einer optimalen Produktion von Kollagen- und Elastinmolekülen und damit zu einer ausreichenden Festigkeit des Bindegewebes.

Vitamin C und Lysin gewährleisten umfassenden Schutz des Bindegewebes

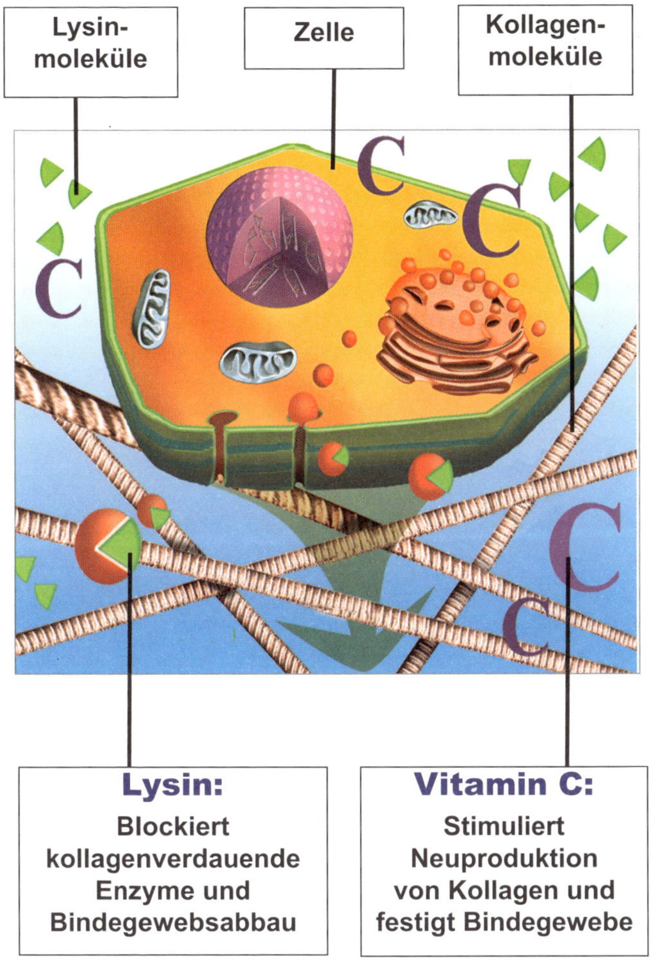

Gesundheit zum Trinken

Betrachtet man die Bedeutung der Nahrung von Lysin und Vitamin C für die Gesunderhaltung unseres Körpers, so ist es höchste Zeit, dass ein Nahrungsergänzungsmittel zur Verfügung steht, das diese beiden wichtigen Naturstoffe in optimaler Kombination anbietet.

LysinC-Drink Inhalt:

Mit **LysinC-Drink** ist jetzt ein solches Naturprodukt in Pulverform verfügbar. Eine Dose enthält 500 g dieses Pulvers, was etwa 100 Messbechern entspricht. Der Einfachheit halber wird der Messbecher in der Dose mitgeliefert.

LysinC-Drink Anwendung:

- Bei fortgeschrittenen Krankheiten zusammen mit dem Zellular Medizin Basisprogramm (3 - 6 Messbecher pro Tag).
- Hochdosiert bei akuten Krankheiten, wie z. B. Infektionen (Schnupfen, Erkältungskrankheiten) 6 - 9 Messbecher pro Tag, d. h. 2-3 Messbecher pro Mahlzeit.

LysinC-Drink ist ein geschmacksneutrales Pulver, das man am besten in Fruchtsäfte oder einfach in Wasser einrührt. Außer einer leicht abführenden Wirkung bei mehreren Messbechern pro Tag sind keine Nebenwirkungen zu erwarten.

Mit dem **LysinC-Drink** kommt Gesundheit jetzt nicht mehr nur in Tablettenform, sondern kann als erfrischender Drink eingenommen werden. Die Zellular Medizin hat ein weiteres Pharma-Kartenhaus umgestoßen: Gesundheit ist nicht in Pillenform aus der Apotheke erreichbar, sondern als Natursaft auf dem Küchentisch!

LysinC-Drink: Schach der Krankheits-Ausbreitung im Körper

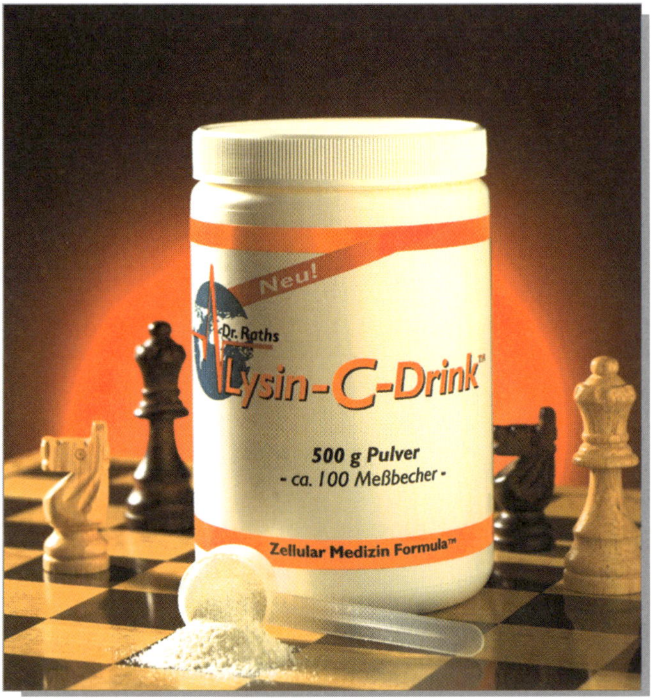

Ein Messbecher LysinC-Drink enthält ca:

• Vitamin C aus Askorbinsäure	200 mg
• Vitamin C aus Kalziumaskorbat (gepuffert)	400 mg
• Vitamin C aus Magnesiumaskorbat (gepuffert)	400 mg
• Lysin	1000 mg
• Zitrus-Bioflavonoide (Bio-Katalysatoren)	200 mg

Kollagenproduktion - Schlüssel zur Vorbeugung und Bekämpfung von Krankheiten

Optimale Produktion von Kollagenmolekülen ist die Voraussetzung für die Eindämmung von aggressiven Krankheiten. In der nebenstehenden Abbildung ist dieser Vorgang am Beispiel einer Muskelzelle der Arterienwand beschrieben. Die Aufgabe dieser Zelle ist es unter anderem, genügend Kollagenmoleküle für eine gesunde und elastische Arterienwand zu produzieren. Für eine optimale Produktionskapazität von Kollagen benötigen die Zellen vor allem drei Faktoren:

- **Vitamin C** reguliert die Kollagenproduktion über die Software des Zellkerns. Darüber hinaus ist Vitamin C auch dafür verantwortlich, dass das Kollagenmolekül - ähnlich einem gewundenen Schiffstau - den nötigen „Drill" erhält. Voraussetzung hierfür ist das Andocken der entscheidenden Sauerstoffatome (**O**) - und Wasserstoff-Atome (**H**) an bestimmte Lysin- und Prolin-Bausteine des Kollagens. Dieses Anfügen von **OH**-Molekülen wird auch „Hydroxylierung" genannt, und ist von Vitamin C abhängig.
- **Lysin** ist ein Baustein der Aminosäurenkette, die das Kollagenmolekül aufbaut. Da der Körper kein eigenes Lysin herstellen kann, muss jedes einzelne Lysinmolekül über die Nahrung oder durch Nahrungsergänzung zugeführt werden.
- **Prolin** ist ein weiterer wichtiger Aminosäure-Baustein des Kollagens, der zwar im Körper hergestellt werden kann, aber nur in einer *bestimmten Menge*. Bei langdauernden oder aggressiven Krankheiten kommt es fast immer zu einer Erschöpfung der Prolin-Produktionskapazität und zu Prolin-Mangel, da die hohe Menge kollagenverdauender Enzyme zu einem übermäßigen Kollagenumsatz führen.

Aminosäuren Prolin und Lysin sind Bausteine des Kollagens

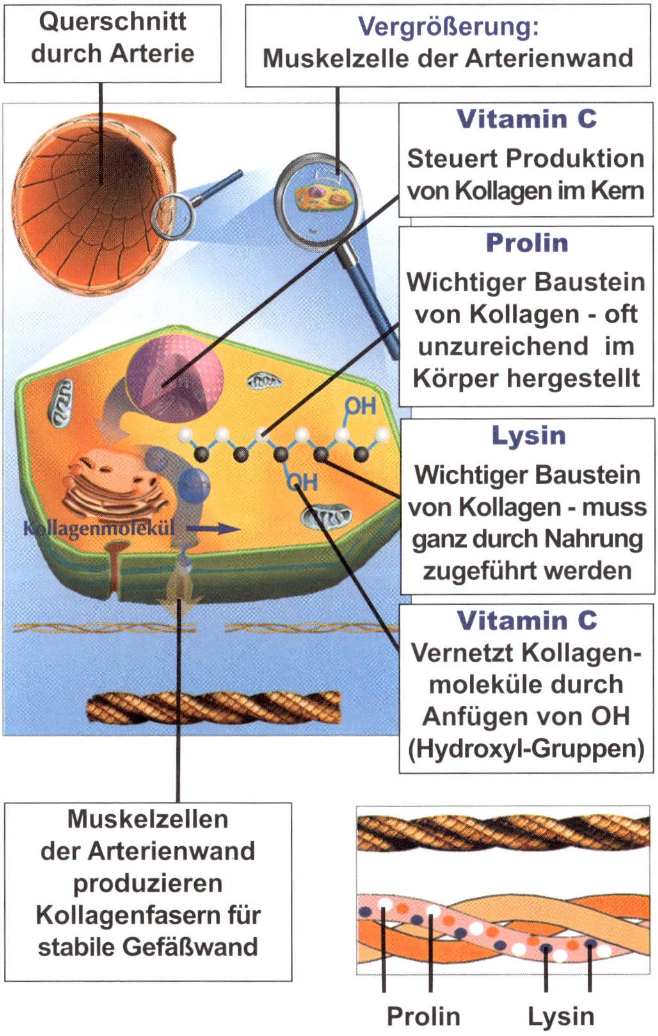

Nahrungsergänzung mit ProLysinC

ProLysin C Inhalt:

Prolin, Lysin und Vitamin C in einem ausgewogenen Verhältnis zum gezielten Aufbau der Kollagenmoleküle. Vor allem das Prolin ist jetzt in einer speziellen Zellular Medizin Formula vorhanden und seine Zufuhr kann bei Bedarf gezielt gesteigert werden.

ProLysin C Anwendung:

Bei fortgeschrittenen Krankheiten (z.B. Krebs, Atherosklerose) oder schweren akuten Krankheiten (z.B. Infektionen) sollte **ProLysin C** im Rahmen des Zellular Medizin Stufenplanes wie folgt eingenommen werden: 1-3 Tabletten zu jeder Mahlzeit, d.h. 3-9 Tabletten pro Tag.

ProLysin C und das Gesetz des schwächsten Teiles

Ein System ist nur so gut, wie das schwächste Glied in seiner Kette. Dies gilt nicht nur für ein Fass, sondern auch für die Produktion von Kollagen in unserem Körper. Ist *Prolin* das schwächste Glied - das heisst, ist dieser Baustein in der Kollagenproduktionskette am wenigsten vorhanden - so ist die Zufuhr von Vitamin C und Lysin *allein* nicht ausreichend. Es muss dann vor allem auch vermehrt Prolin zugeführt werden. Dies ist um so wichtiger, als die herkömmliche Medizin immer noch dem Irrglauben anhängt, dass Prolin *in jeder Menge* vom Körper selbst produziert wird und daher nicht von außen zugeführt werden muss. Die Folgen dieses Irrglaubens sind oft tödlich.

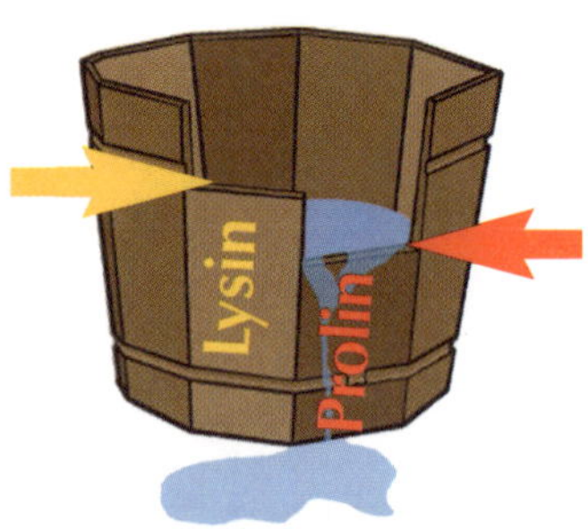

„Gesetz des schwächsten Teiles" am Beispiel eines Wasserbehälters

ProLysinC:
Kollagen-Baustein Formula

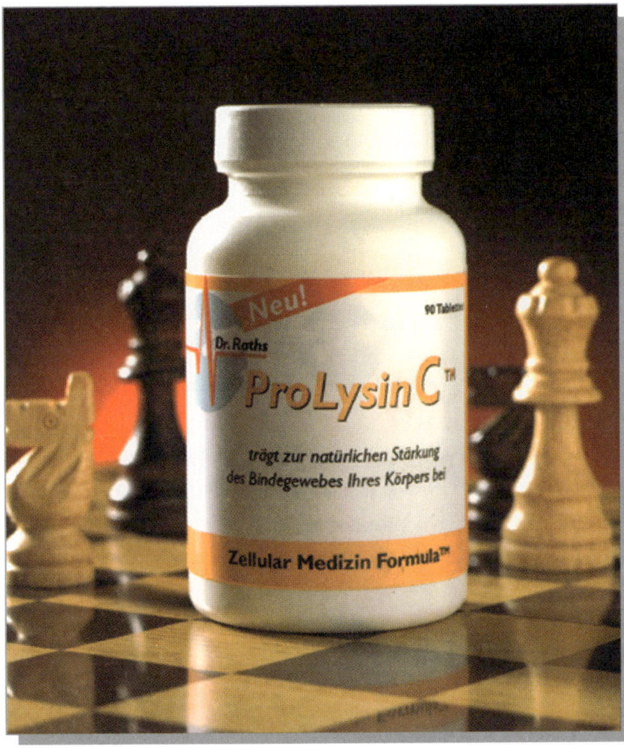

Eine Tablette ProLysinC enthält:

• Prolin	150 mg
• Lysin	300 mg
• Vitamin C (Askorbinsäure)	300 mg

Wieviel Vitamin C muss ich nehmen?
- Der Verdauungs-Toleranz-Test -

Eine der häufigsten Fragen, die mir gestellt werden, ist: Wieviel Vitamin C muss ich pro Tag einnehmen? Meine Antwort: Nur *Ihr eigener Körper* kann Ihnen dies sagen! Was ist damit gemeint?

Der tägliche Bedarf an Vitamin C für *Ihren* Körper, um gesund zu bleiben, hängt von zwei wesentlichen Faktoren ab: Ihren Erbanlagen (langfristiger Pegel) und Ihrem *aktuellen* Gesundheits- oder Krankheitszustand (kuzfristiger Pegel). Da es für den aktuellen Tagesbedarf kein Messgerät gibt, müssen wir lernen, die Signale unseres Körpers richtig zu deuten. Bei zuviel Vitamin C reagiert unser Körper mit dem Signal „leichter Durchfall". Der Grund: Die überschüssige Menge an Vitamin C wird ausgeschieden und verursacht dadurch eine rasche Darmpassage.

Dieser Vorgang lässt sich nun nutzen, um den individuellen Tagesbedarf an Vitamin C *schrittweise* zu ermitteln. Folgen Sie dem Zellular Medizin Grundprogramm und gegebenenfalls dem Stufenplan auf der folgenden Seite. Nehmen Sie *zusätzlich* Vitamin C, am besten in Komplexform als ***VitaCforte***. Nehmen Sie jeden Tag ein Gramm mehr, solange, bis Sie einen rascheren Stuhlgang beobachten. Nun gehen Sie ein bis zwei Gramm zurück. Dies ist Ihr individueller Vitamin-C-Tagesbedarf.

Der kalifornische Arzt Dr. Cathcart stellte in klinischen Untersuchungen fest, dass Patienten mit schweren Erkrankungen sehr viel höhere Dosen an Vitamin C einnehmen können, bevor sich leichter Durchfall einstellt, als eine gesunde Kontrollgruppe. Während bei Gesunden bereits 8 bis 10 Gramm Vitamin C ausreichen, vertragen Patienten mit Infektionen und anderen schweren Krankheiten 40 bis 60 Gramm Vitamin C pro Tag problemlos - wegen des erhöhten Bedarfs!

VitaCforte
Vitamin C in Komplexform
„Ermitteln Sie Ihren persönlichen Bedarf"

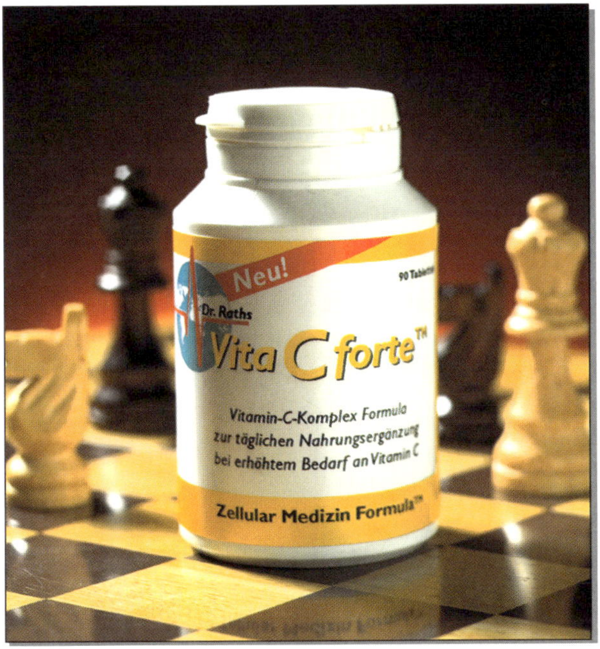

Eine Tablette VitaCforte enthält:

- **Vitamin C aus Askorbinsäure 150 mg**
- **Vitamin C aus Kalziumaskorbat (gepuffert) 150 mg**
- **Vitamin C aus Magnesiumaskorbat (gepuffert) 150 mg**
- **Vitamin C aus Askorbylpalmitat (fettlöslich) 67 mg**
- **Zitrus-Bioflavonoide (Bio-Katalysatoren) 150 mg**

Askorbylpalmitat, eine *fettlösliche* Form von Vitamin C, hat eine besonders langanhaltende Zellschutzwirkung.

Zellular Medizin Stufenplan

Viele Anwender unserer Zellular Medizin Formulas sind schwer kranke Patienten, die meist einen jahrelangen Irrweg durch die Sackgassen der herkömmlichen Schulmedizin hinter sich haben. Wenn diese Patienten endlich auf die Zellular Medizin stoßen, ist ihr Körper meist schon auf doppelte Weise geschädigt: Die eigentliche Krankheit ist nicht geheilt und die jahrelange Einnahme von gefährlichen Pharmapräparaten hat weitere schwere Schäden angerichtet.

Bei langdauernden und aggressiven Krankheiten wie Krebs reichen die Dosierungen der Zellular Medizin Basis- und Aufbau Formulas für eine natürliche Heilung in der Regel *nicht* aus. Die von uns entwickelten, hochdosierten Maximal-Formulas bringen nun neue Hoffnung für Patienten, deren Genesung bisher nur langsam voranschritt. Der nebenstehende Zellular Medizin Stufenplan fasst das schrittweise Vorgehen dieser gezielten Naturheiltherapie zusammen:

- **Vitacor Plus, das Zellular Medizin Basisprogramm,** hat über 30 Einzelbestandteile, die wie Musiker eines Orchesters im Zellstoffwechsel zusammenspielen. Ohne dieses Basisprogramm macht jede Dosis-Steigerung einzelner Bestandteile wenig Sinn.
- **Aufbauformulas der Zellular Medizin** werden bei fortgeschrittenen Krankheiten in der Regel ***Arteriforte*** einschließen, mit dem Bindegewebs-„Zement" *Chondroitinsulfat* und *Glycosaminoglycan*. Je nach Krankheitsbild sind auch andere Aufbauformulas erforderlich, wie ***Relacor, Enercor, Diacor, Immunocell etc***.
- **Die Maximalformulas der Zellular Medizin, *ProLysinC, LysinC* und *VitaCforte*,** bieten die drei wichtigsten Zellfaktoren, Prolin, Lysin und Vitamin C hochdosiert an. Sie sollen *schrittweise* ergänzt werden, in der Regel pro Monat *zusätzlich* eine neue Formula, damit sich Ihr Körper richtig darauf einstellen kann.

Nahrungsergänzungs-Stufenplan bei *fortgeschrittenen* Krankheiten

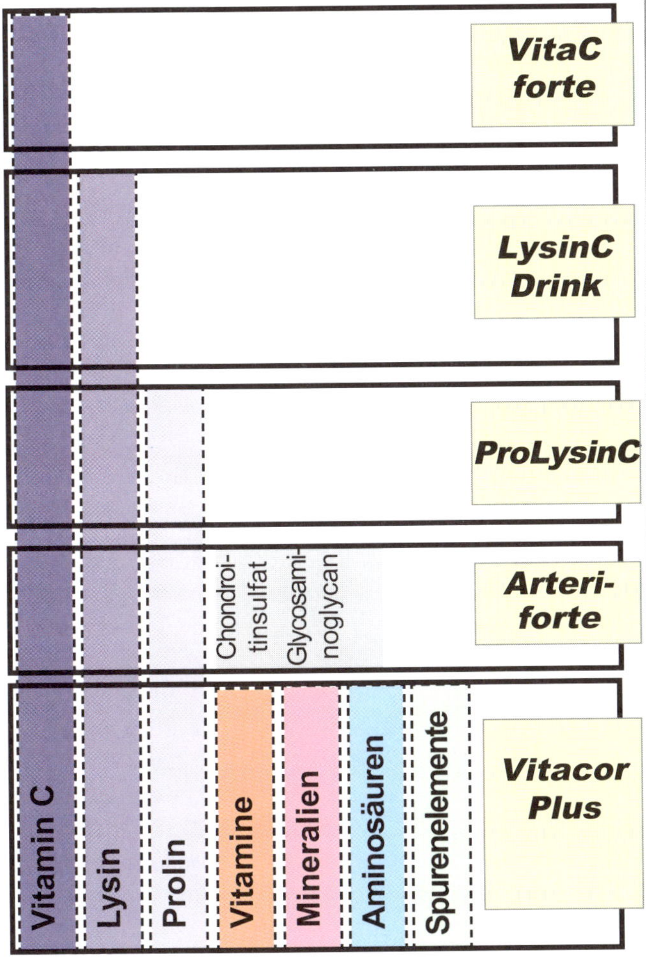

- Zellular Medizin -
Antwort auf 9 von 10 Krankheiten

Betrachtet man den gegenwärtigen Stand der Schulmedizin, so fasst man sich unwillkürlich an den Kopf. Trotz Milliardenausgaben für Pharma-Forschung breiten sich Krebs, Herzinfarkt und andere Volkskrankheiten weiter ungehindert aus. Der einzige Grund jedoch, warum sich eine Krankheit weiter ausbreiten kann, ist, dass die wahre Ursache dieser Krankheit nicht verstanden oder verheimlicht wird und deshalb gar keine gezielte Therapie zur Verfügung steht.

Nach dem Durchbruch der Zellular Medizin in der Herz-Kreislauf-Forschung leitet das vorliegende Buch auch das Ende anderer Volkskrankheiten ein. Dazu gehören verschiedene Formen von Krebs, viele Infektionskrankheiten, chronische Entzündungen, Allergien und andere Probleme, die Millionen Menschen betreffen.

Die Zellular Medizin kann bei 9 von 10 Patienten helfen, das Leben zu verlängern oder es sogar zu retten. Eine wirklich atemberaubende Perspektive.

Die Anwender der Zellular Medizin Formulas berichten über Gesundheitserfolge oft schon nach wenigen Wochen. Daraufhin können die herkömmlichen Pharma-Präparate, *nach Absprache mit dem Arzt,* in vielen Fällen reduziert oder ganz abgesetzt werden. Für viele überraschend führt dieser Schritt zu einer weiteren Verbesserung der Gesundheit der Patienten. Auch hierfür liegt die Erklärung auf der Hand: nach dem Absetzen der meist schädlichen Pharmapräparate fallen auch deren Nebenwirkungen auf den Körper weg. Der Körper kann endlich genesen. Überzeugen Sie sich selbst, indem Sie die dokumentierten Erfolgsberichte in „Gesundheit ist machbar!“ lesen.

Zellular Medizin -
das Ende von Volkskrankheiten

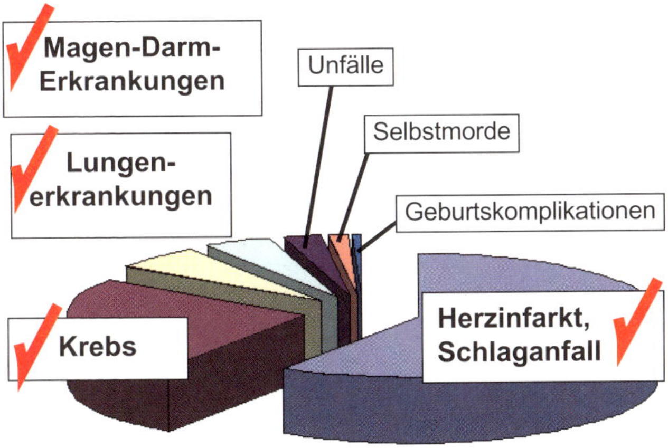

Vierthäufigste Todesursache überhaupt: „Polypharmazie"

Die obige Statistik der Weltgesundheitsorganisation (WHO) berücksichtigt noch nicht, dass die schwerwiegenden Nebenwirkungen von Medikamenten inzwischen zur vierthäufigsten Todesursache überhaupt geworden sind, nur übertroffen von Herzinfarkt, Krebs und Schlaganfall. Zur Verschleierung dieser Ungeheuerlichkeit hat die Pharmaindustrie jetzt eigens einen Tarnbegriff als Todesursache eingeführt:„Polypharmazie", deutsch: zuviel Pharmapillen.

Der weltweite Erfolg der Zellular Medizin beendet nun auch die Bedrohung durch den Millionenkiller „Polypharmazie", eine Volksseuche, die durch die Pharmaindustrie selbst hervorgerufen wurde.

Fragen und Antworten

Im folgenden werden einige Fragen beantwortet, die sich beim Lesen dieses Buches stellen können.

Wirken Vitamine und Aminosäuren nur gegen die *Ausbreitung* des Krebses oder können sie auch die *Entstehung* von Krebs verhindern helfen?

Eine Krebskrankheit entsteht immer in verschiedenen Stadien. Zuerst erfolgt die Schädigung einer Zelle durch Nahrungsgifte, Medikamente, UV-Strahlen oder andere Schadfaktoren. In vielen Fällen gehen die so geschädigten Zellen zugrunde. Andere überleben und entarten, dass heißt, sie vermehren sich ungehindert. Diese entarteten Zellen sind die Wiege der Krebskrankheit. Jetzt muss nur noch eine Bindegewebsschwäche vorhanden sein, die dieser Zelle die weitere Vermehrung und Ausbreitung ermöglicht, dann kommt es zur Krebskrankheit.

In allen Stadien, also auch bei der *Entstehung* der Krebskrankheit, haben Vitamine eine schützende Funktion. Zum Beispiel ist Vitamin C für die Entgiftung von Medikamenten in der Leber entscheidend, die sonst zu Leberzellschädigung und Leberkrebs führen können. Auch für verschiedene andere Vitamine und Bestandteile unserer

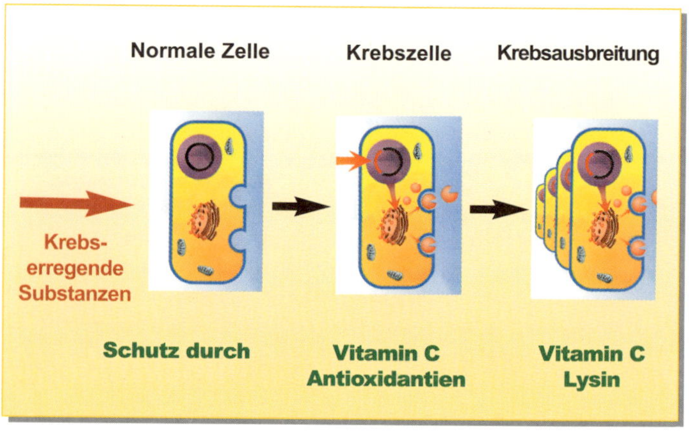

Zellular Medizin Formulas wurde in zahlreichen Studien eine krebsvorbeugende Rolle nachgewiesen. Hierzu gehört vor allem die Gruppe der Antioxidantien, wie Karotinoide, Vitamin E, Coenzym Q-10 und andere.

Für die Verhinderung der weiteren Ausbreitung der Krebskrankheit muss allerdings, wie im Verlauf dieses Buches ausführlich beschrieben, vor allem Lysin und Vitamin C höher dosiert eingesetzt werden. Deshalb stehen diese Naturstoffe jetzt auch in Pulverform zur Verfügung, so dass die Dosierung nach Bedarf gesteigert werden kann.

Was hat es mit den Empfehlungen der *Deutschen Gesellschaft für Ernährung* auf sich und warum sind diese niedriger als in diesem Buch?

Die deutsche Gesellschaft für Ernährung (DGE) erklärte zum Beispiel jahrzehntelang, dass eine tägliche Menge von 70 mg Vitamin C ausreiche, um uns Menschen gesund zu halten. Generationen von Ärzten gaben diese fatale Falschinformation an ihre Patienten weiter. Heute steht fest:

- dass es für diese sogenannte „Empfehlung“ der DGE keine einzige wissenschaftliche oder klinische Untersuchung gab oder gibt.
- dass diese niedrige Dosis an Vitamin C zwar Skorbut verhindern kann, aber niemals die Festigkeit des Bindegewebes gewährleisten kann, die Voraussetzung ist für die Verhinderung der Ausbreitung von Krankheiten.
- dass die DGE eine „Tarnorganisation“ der deutschen Pharmaindustrie ist und dass die gezielte Vitamin-Unterdosierung der ganzen Bevölkerung durch die DGE erfolgte, weil es keine raffiniertere Methode gibt, um bei Millionen Menschen schleichend Volkskrankheiten zu fördern und damit Massenmärkte für Pharmapräparate zu schaffen.

Warum haben Sie sich mit Ihrer Forschungsfirma in Holland niedergelassen? Hat dies einen besonderen Grund?

Holland gehört zu den wenigen Ländern, in denen die Pharmaindustrie nicht die Gesetze mitgeschrieben hat. In Deutschland, Österreich und anderen Ländern sind die Arzneimittelgesetze jahrzehntelang von Bayer, Hoechst und BASF diktiert worden. Um ihren Markt an unnützen aber profitablen Pharmapillen künstlich zu stabilisieren, haben diese Konzerne Gesetze durchgebracht, die zum Beispiel 500 Milligramm Vitamin C in einer Pille willkürlich zum Medikament erklären. Lysin und andere *lebenswichtige* natürliche Aminosäuren wurden ganz auf den Index von Substanzen gesetzt, deren freier Zugang durch die Pharma-Kartell-Gesetze verboten sein soll. Doch die Menschen Europas lassen sich dies nicht länger gefallen. Die überzeugenden Gesundheitserfolge der Zellular Medizin bringen diese verantwortungslosen Gesetze zu Fall. So sollen jetzt auch in Deutschland die willkürlichen Beschränkungen für Vitamine und andere Natursubstanzen fallen.

Wie läuft die Kollagenverdauung durch Enzyme exakt ab?

Im Verlauf dieses Buches habe ich den Mechanismus der Kollagenverdauung in Form eines roten „Packman" vereinfacht dargestellt. Die tatsächlichen Vorgänge sind etwas komplexer und sie sind deshalb auf der gegenüberliegenden Seite grafisch zusammengefasst. Zunächst scheidet die Zelle ein Enzym aus, genannt *Plasminogen-Aktivator,* eine erste Vorstufe, die den Zweck hat, das zweite Enzym, genannt *Plasmin,* zu aktivieren. Plasmin schließlich aktiviert ein drittes Enzym, die *Pro-Kollagenase,* und überführt diese schließlich in das letztendlich entscheidende Enzym, die *Kollagenase.* Wie der Name schon sagt, ist die Kollagenase das Enzym, welches Kollagen spaltet, und damit die Voraussetzung für die Zellwanderung schafft.

Wissenschaftliche Details zur enzymatischen Kollagenverdauung und der Blockade durch Lysin

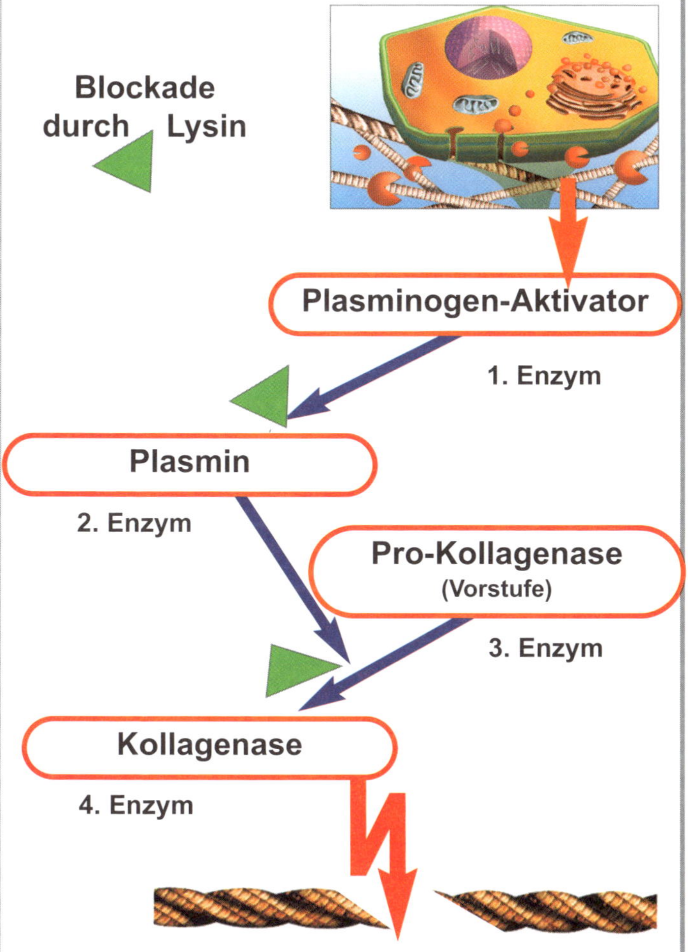

Können bei den in diesem Buch empfohlenen Dosierungen wirklich keine Nebenwirkungen auftreten?

Nein. Die von den Zellen des Körpers nicht genutzten Vitamine, Aminosäuren und Mineralien werden einfach ausgeschieden. Vergessen Sie nicht, dass der menschliche Körper seit Jahrtausenden gelernt hat, mit diesen Natursubstanzen umzugehen. Dagegen sind Pharmapräparate in diesem Jahrhundert in den Reagenzgläsern der Pharmakonzerne entwickelt worden, und die Zellen unseres Körpers erkennen sie deshalb als Fremdstoffe oder Zellgifte, die regelmäßig entgiftet werden müssen.

Die Frage, was ist eine hohe Dosis, ist natürlich relativ. Säugetiere, wie die Ziege, produzieren zum Beispiel jeden Tag 15 Gramm Vitamin C und bei Stress noch viel mehr. Das ist das über 200-fache der DGE- Empfehlung. Alternative Krebszentren in den USA behandeln Krebspatienten im Spätstadium der Krankheit mit bis zu 200 Gramm Vitamin C pro Tag, das sind 200.000 Milligramm oder fast 3.000 mal mehr als die DGE- Empfehlung. Natürlich müssen diese Vitamin-C-Mengen dann intravenös gegeben werden. Tatsache ist jedoch, dass bisher kein Patient an überhöhten Vitamin-C-Dosen gestorben ist, aber jedes Jahr Hunderttausende sterben, weil sie über die Vitamintherapie gegen verschiedene Krankheiten gar nichts oder nur zu spät erfahren.

Auch bei der Nahrungsergänzung mit Lysin im Bereich von mehreren Gramm pro Tag sind, wie bereits besprochen, keine Störungen der normalen Körperfunktion oder irgendwelche Nebenwirkungen zu erwarten. Auch hier ist das Gegenteil der Fall. Zahllose Menschen sterben durch die Nichtanwendung dieser Naturtherapie.

Können mit Hilfe der Zellular Medizin Formulas die angesprochenen Krankheiten *in jedem Fall* geheilt werden?

Zellular Medizin Formulas sind das beste, was Sie auf natürliche Weise tun können, um Krankheiten vorzubeugen und zu heilen. In manchen Fällen - insbesondere bei weit fortgeschrittenen Krankheiten - kann jedoch auch die Zellular Medizin Ihre Gesundheit nicht wieder vollständig herstellen. Doch wir forschen intensiv daran, dass diese Fälle immer mehr zur Ausnahme werden.

Der Stufenplan der Zellular Medizin ist nicht billig. Bezahlen die Krankenkassen diese Formulas?

Zunächst einmal gilt es festzuhalten, dass die Alternativen der Schulmedizin zu den Zellular Medizin Formulas nicht gerade ermutigend sind. Oder möchten Sie sich mit Medikamenten behandeln lassen, die in 98% der Fälle überhaupt keinen Wirkungsnachweis haben? Oder möchten Sie als Krebspatient mit Zytostatika behandelt werden und das Schicksal von König Hussein teilen?

Wenn Sie diese Fragen mit Nein beantwortet haben, dann müssen wir uns gemeinsam um die Finanzierung dieses Stufenplanes bemühen. Unser Ziel muss es sein, dass alle Krankenkassen die Zellular Medizin Formulas grundsätzlich erstatten, da diese nachweislich helfen, Krankheiten vorzubeugen und zu heilen. Hier ist meine Empfehlung:

1. Schicken Sie eine Kopie der Rechnung jeder Zellular Medizin Formula umgehend zur Bezirksstelle Ihrer Krankenkasse mit der Aufforderung, Ihnen diesen Betrag zu erstatten.

2. Falls von dort eine Ablehnung kommt, schicken Sie dieselbe Rechnung umgehend zur Bundesgeschäftsstelle Ihrer Krankenkasse. Jetzt sollten Sie ein Schreiben über die Verbesserung Ihres Gesundheitszustandes mit Hilfe der Zellular Medizin Formulas beilegen. Legen Sie auch

eine Kopie meines Offenen Briefes (s. folgende Seiten) bei.

3. Wenn Sie eine Ablehnung erhalten, achten Sie darauf, dass auf jeden Fall der Name des Sachbearbeiters der Krankenkasse darunter steht. Auf diese Weise kann sowohl die Krankenkasse als auch der Sachbearbeiter persönlich zur Verantwortung gezogen werden.
4. Schicken Sie eine Kopie jedes Ablehnungsschreibens an mich. Wir bereiten derzeit eine Musterklage gegen diejenigen Krankenkassen vor, die weiterhin Milliarden an Versichertenbeiträgen für über 24.000 unwirksame Pharmapräparate veruntreuen, während sie sich weigern, die Kosten für wirksame Naturheilmittel zu erstatten.

Verschiedene private Krankenkassen erstatten die Kosten bereits. Auch gesetzliche Krankenkassen haben dies in Einzelfällen getan, zieren sich jedoch noch, die generelle Kostenerstattung anzuerkennen. Dies ist aber eine Frage der Zeit.

Klar ist schon heute, dass langfristig keine Krankenkasse mehr an den Erfolgen der Zellular Medizin vorbei kann. Klar ist auch, dass Schluss sein muß mit der Verschwendung der Krankenkassenbeiträge von Millionen Versicherten zur Finanzierung des Milliardengeschäfts mit der Krankheit durch die Pharmaindustrie.

In dem Geldtopf der Krankenkassen ist *Ihr* Geld, das *Ihnen* zusteht, um die endlich gefundene wirksame Therapie gegen *Ihre* Krankheit und zur Vorbeugung zu finanzieren. Ein Teil dieses Geldes muss auch zur Verfügung stehen, um weitere Zellular Medizin Forschung zu finanzieren. Dies ist unsere Aufgabe als Forschungsfirma. Die Argumente liegen auf dem Tisch. Jetzt kommt es darauf an, dass auch Sie beharrlich darauf hinwirken, dass wirksame Naturtherapien, wie die

Zellular Medizin Formulas, anstandslos durch die Krankenkassen erstattet werden.

Sprechen Sie über den, auf den folgenden Seiten abgedruckten, „Offenen Brief an die Krankenkassen" mit Freunden und Bekannten und schicken Sie ihn an alle Stellen, die Sie in Ihrer Krankenkasse nur erreichen können.

Helfen Sie mit beim Aufbau eines neuen Gesundheitswesens, das den Interessen der Patienten dient

Wenn Sie etwas tun wollen, damit unser Gesundheitswesen endlich den Gesundheitsinteressen der Bevölkerung dient und nicht länger einer handvoll Pharma-Aktionären, dann lade ich Sie ein, machen Sie mit in unserem Gesundheitsberatungs-Netzwerk.

Weitere Informationen erhalten Sie von derjenigen Person, die Ihnen dieses Buch gab oder vom Verlag dieses Buches.

Hier können Sie weitere Informationen erhalten:

Offener Brief von Dr. Rath an die Entscheidungsträger der Krankenkassen

Sehr geehrte Vorstände und Abteilungsleiter der Krankenkassen!

Als Arzt und Wissenschaftler, der die Zellular Medizin begründete und deren erste Formulas entwickelte, erachte ich es als meine Pflicht, Sie auf diesem Wege über die Fortschritte in Vitaminforschung und **Zellular Medizin** offiziell in Kenntnis zu setzen. Es steht jetzt fest, daß mit Hilfe dieses medizinischen Durchbruchs die **Herz-Kreislauf-Erkrankung und andere Volkskrankheiten bald auf einen Bruchteil ihres heutigen Standes zurückgedrängt werden** können. Zu Ihrer Information finden Sie in der Anlage das Buch „Gesundheit ist machbar", das die Gesundheitserfolge der Zellular Medizin im Kampf gegen Herzinfarkt, Schlaganfall, Bluthochdruck, Herzschwäche, Diabetes und vielen anderen Volkskrankheiten umfassend dokumentiert.

In dieser Situation tragen Sie, die Krankenkassen, eine besondere Verantwortung. Allein in Deutschland obliegt Ihnen die Verantwortung über den **ungeheuren Betrag von jährlich 250 Milliarden (250.000.000.000) Mark, den Ihnen Millionen Versicherte in Form von Beiträgen** anvertrauen. Die Beitragszahlungen der Bevölkerung erfolgen mit der Maßgabe, daß Sie, als Krankenkasse, die Verantwortung dafür tragen, dieses Geld zu verwenden, um den Versicherten die wirksamste Medizin mit den wenigsten Nebenwirkungen erschwinglich zu machen.

Das Gegenteil ist jedoch der Fall. **Über 50 Milliarden (50.000.000.000) Mark geben Sie, die Krankenkassen, für Pharmapräparate aus, deren Heilwirkung gar nicht erwiesen ist.** Die Allgemeine Ortskrankenkasse (AOK) Stuttgart informierte ihre Mitglieder im Heft 4/1998, daß nach Angaben des Bundesgesundheitsamtes in Deutschland über 24.000 Pharmapräparate verkauft und von den Krankenkassen bezahlt werden, für die keine Heilwirkung nachgewiesen ist. Dies entspricht über 98% aller Pharmapräparate, die gegenwärtig auf dem Markt sind. Mit jedem Tag, an dem die Krankenkassen weiterhin nutzlose Pharmapräparate vergüten, machen sie sich der Veruntreuung von Geldern in Milliardenhöhe schuldig.

Mehr noch: Während **98 Prozent der Pharmapräparate keine Heilwirkung haben**, verursachen die gefährlichen Nebenwirkungen dieser Medikamente eine Epidemie im Weltmaßstab. In der Ausgabe vom 15. April 1998 dokumentiert das offizielle amerikanische Ärzteblatt *Journal of the American Medical Association*, daß die **gefährlichen Nebenwirkungen von Medikamenten inzwischen zur vierthäufigsten Todesursache überhaupt geworden sind - gleich nach Herzinfarkt, Schlaganfall und Krebs.** Offenbar unterhält die Pharmaindustrie gezielt einen Milliardenmarkt an unnützen Präparaten, da ihr finanzielles Interesse am „Geschäft mit der Krankheit" einer wirksamen Vorbeugung, Heilung und vor allem Ausmerzung von Krankheiten unvereinbar entgegensteht.

Mit der wachsenden Skepsis der Bevölkerung gegenüber der Pharmaindustrie ist es nur noch eine Frage der Zeit, bis dieser Industriezweig - ähnlich der Zigarettenindustrie - für den angerichteten **persönlichen und volkswirtschaftlichen Schaden in Milliardenhöhe zur Rechenschaft gezogen** wird. Mit jedem Tag, an dem Sie, die **Krankenkassen, dieses „Geschäft mit der Krankheit" weiter mitfinanzieren, machen Sie sich nicht nur der Veruntreuung, sondern auch der Mittäterschaft schuldig**.

Die Zeche für diese verfehlte Gesundheitspolitik bezahlen **Millionen Ihrer Versicherten** schon heute: Für die meisten Menschen sind die Krankenkassenbeiträge inzwischen zu einer der größten finanziellen Belastungen überhaupt angewachsen. Sie **müssen Milliarden an Beiträgen für eine Medizin bezahlen, die ihnen *nicht* hilft.**

Bedeutende medizinische Fortschritte in Vitaminforschung und **Zellular Medizin ermöglichen den Krankenkassen jetzt einen dramatischen Kurswechsel.** Sie haben jetzt die Chance, nicht nur mit der Unterstützung einer falsch konzipierten Medizin zu brechen, sondern wirksame Präventions- und Therapiemaßnahmen ohne Nebenwirkungen gezielt zu fördern.

Die wissenschaftlichen Grundlagen der Zellular Medizin sind für jeden Menschen nachvollziehbar: Schon Rudolf Virchow beschrieb, daß Krankheiten auf der Ebene von Zellen entstehen. Die häufigste Ursache zellulärer Mangelfunktion ist das **Fehlen von Biobrennstoffen im Zellstoffwechsel, vor allem von Vitaminen, Mineralien und bestimmten Aminosäuren.** Werden diese Biobrennstoffe nicht in ausreichender Menge zugeführt, kommt es zu **Zellfunktionsstörungen und Krankheiten.** Die ersten Ausfälle treten im Herz-Kreislauf-System auf, da dort auf Grund der dauernden Herzpumpleistung ein besonders hoher Verbrauch an Bioenergie erfolgt. Daher sind Herz-Kreislauf-Erkrankungen die mit Abstand häufigste Krankheits- und Todesursache.

Die klinischen Erfolge der Zellular Medizin bestätigen diese wissenschaftlichen Grundlagen umfassend. Mit Hilfe einer **Zellular Medizin Formula gelang es erstmals in der Geschichte der Medizin, das vollständige, natürliche Verschwinden von Arterienverkalkung** in den Herzkranzgefäßen eines Patienten im Röntgenbild darzustellen. Die Studie wurde in meinem Buch *„Warum kennen Tiere keinen Herzinfarkt - aber wir Menschen"* dokumentiert. Das jetzt vorliegende Buch *„Gesundheit ist machbar"* dokumentiert die gesamte Breite des medizinischen Durchbruchs der Zellular Medizin.

Folgende Volkskrankheiten lassen sich durch eine konsequente Anwendung dieser Erkenntnisse auf einen Bruchteil zurückdrängen:

- **Arterienverkalkung (Atherosklerose), Herzinfarkt und Schlaganfall**
- **Bluthochdruck**
- **Herzschwäche**
- **Herzrhythmusstörungen**
- **Diabetische Durchblutungsstörungen**
- **Osteoporose und andere degenerative (Verschleiß-) Krankheiten**

Ein neuer Forschungsschwerpunkt ist die natürliche Vorbeugung und Behandlung von Krebs. Die von mir und meiner Forschungsfirma entwickelten **Zellular Medizin Formulas sind die ersten Naturheilmittel, die gezielt zur Prävention und unterstützenden Therapie dieser Volkskrankheiten entwickelt und erfolgreich eingesetzt** wurden. Sowohl unser Forschungsteam als auch zahllose Patienten, bei denen durch unsere Formulas Gesundheitsverbesserungen eintraten, die mit bisherigen Therapien jahrelang nicht eintraten, stehen Ihnen für weitere Dokumentationen zur Verfügung. Mit der konsequenten Unterstützung der Zellular Medizin durch Ihre Krankenkasse werden Sie endlich dem Auftrag Ihrer Versicherten gerecht, vor allem medizinische Maßnahmen zu unterstützen, die Krankheiten wirksam verhindern und heilen.

Mit diesem Schreiben fordere ich Sie als Entscheidungsträger Ihrer Krankenkasse auf:

1. **Übernehmen Sie grundsätzlich die Kosten aller Zellular Medizin Formulas.**
2. **Erstatten Sie die Kosten der Zellular Medizin Formulas auch für vorbeugende Maßnahmen, zum Beispiel bei Heranwachsenden und Erwachsenen ohne bisher nachgewiesene Krankheiten. Durch die frühzeitige Unterstützung erwiesener präventiver Maßnahmen wird Ihre Krankenkasse in wenigen Jahren auch Behandlungskosten in Milliardenhöhe einsparen können. Dies sind Sie Ihren Beitragszahlern auch aus Kostengründen schuldig.**
3. **Setzen Sie sich dafür ein, daß die Zellular Medizin Formulas als nachweislich wirksame Naturheilmittel auf die „Positivliste" kommen, die gegenwärtig erstellt wird.**

Mit freundlichem Gruß, Ihr

Dr. med. Matthias Rath

Der Sieg über den Krebstod wäre Jahrzehnte früher möglich gewesen

Der Durchbruch in der Behandlung von Krebs und anderen schweren Krankheiten hätte schon viel früher geschehen können und Millionen Menschenleben wären gerettet worden. Die nachfolgende Liste enthält erste Untersuchungen, bei denen Hinweise über den erfolgreichen Einsatz der Blockade kollagenverdauender Enzyme festgestellt wurden. Die meisten dieser Arbeiten sind über 10, manche sogar über 25 Jahre alt!

Auch der Pharmaindustrie waren diese frühen Arbeiten bekannt, schließlich wurden einige mit dem künstlichen Lysin-Abkömmling Tranexamsäure durchgeführt. Doch die Perspektive, dass Krebs und andere schwere Krankheiten gezielt heilbar sind, bedeutete auch das Ende des Interesses der Pharmaindustrie daran. Die weitere Forschung in diesem Bereich wurde aufgegeben, weil damit ein Milliardenabsatzmarkt an Zytostatika und anderen gewinnbringenden Pharma-Praparaten gefährdet worden wäre.

Das folgende Literaturverzichnis enthält auch wichtige Übersichtsarbeiten zu Vitaminen und anderen Nahrungsergänzungsstoffen vor allem im Kampf gegen Krebs.

Die nachfolgenden Quellen sind fast ausschließlich englischsprachig, doch bieten sie interessierten Gesundheitsberatern und Angehörigen anderer Gesundheitsberufe die Möglichkeit zu weiterer Detailinformation.

Literaturverzeichnis

Almer S, Andersson T, Ström M. (1992) Pharmacokinetics of tranexamic acid in patients with ulcerative colitis and in healthy volunteers after the single instillation of 2 g rectally. Journal of Clinical Pharmacology 32: 49-54.

Åstedt B, Glifberg I, Mattson W et al. (1977) Arrest of Growth of Ovarian Tumor by Tranexamic Acid. Journal of the American Medical Association 238: 154-155.

Åstedt B, Mattsson W, Tropé C. (1977) Treatment of advanced breast cancer with chemotherapeutics and inhibition of coagulation and fibrinolysis. Acta Medica Scandinavica 201: 491-493.

Block G. (1991) Dietary guidelines and the results of food consumption surveys. American Journal of Clinical Nutrition 53(1): 356S-357S.

Block G. (1991) Epidemiologic evidence regarding vitamin C and cancer. American Journal of Clinical Nutritions 32(6): 1310S-1314S.

Block G. (1991) Vitamin C and cancer prevention: the epidemiologic evidence [see comments]. American Journal of Clinical Nutrition 53(1): 270S-282S.

Block G. (1992) Vitamin C status and cancer. Epidemiologic evidence of reduced risk. Annals of the New York Academy of Sciences 53(AD): 280-90.

Blohmé G. (1972) Treatment of hereditary angioneurotic oedema with tranexamic acid. Acta Medica Scandinavica 192: 293-298.

Blome G. (1972) Treatment of hereditary angioneurotic oedema with tranexamic acid. A random double-blind cross-over study. Acta Medica Scandinavica 192: 293-298.

Bramsen T. (1977) Effect of tranexamic acid on choroidal melanoma. Acta Ophthalmologica 56: 264-269.

Buckley DI, McPherson RS, North CQ et al. (1992) Dietary micronutrients and cervical dysplasia in southwestern American Indian women. Nutrition and cancer 61(2): 179-85.

Cathcart RF. (1991) A unique function for ascorbate. Medical Hypotheses 35: 32-37.

Daviglus ML, Dyer AR, Persky V et al. (1996) Ditary beta-carotene, vitamin C, and risk of prostate cancer: results from the Western Electric Study [see comments]. Epidemiology 32(5):472-7.

Flagg EW, Coates RJ, Greenberg RS. (1995) Epidemiologic studies of antioxidants and cancer in humans. Journal of the American College of Nutrition 32(5): 419-27.

Gaby SK, Bendich A, Singh VN et al. (1991) Vitamin intake and health.

Hansen PH, Rasmussen LB. (1982) Progressiv demens. Ugeskr Læger 144/31: 2289-2290.

Hardy JF, Bélisle S, Dupont C et al. (1998) Prophylactic tranexamic acid and epsilon-aminocaproic acid for primary myocardial revascularization. Ann Thorac Surg 65 (2): 371-6.

Henson D, Block G, Levine M. (1991) Ascorbic Acid: Biologic functions and relation to cancer. Journal of the national cancer institute 83/8: 547-550.

Hollanders D. Thomson JM, Schofield PF. (1982) Tranexamic acid therapy in ulcerative colitis. Postgraduate Medical Journal 58: 87-91.

Kohga S, Harvey SR, Weaver RM et al. (1985) Localization of plasminogen activators in human colon cancer by immunoperoxidase staining. Cancer Research 45: 1787-1796.

Kwaan HC, Astrup T. (1964) Fibrinolytic activity of reparative connective tissue. Journal of Pathology and Bacteriology 87: 409.

Larsson G, Larsson Å, Åstedt B. (1987) Tissue plasminogen activator and urokinase in normal, dysplastic and cancerous squamous epithelium of the uterine cervix. Thrombosis and Haemostasis 58(3): 822-826.

Laurberg G. (1977) Tranexamic acid in chronic urticaria: A double-blind study. Acta Dermatovener (Stockholm) 57: 369-370.

Maramag C, Menon M, Balaji KC et al. (1997) Effect of

vitamin C on prostate cancer cells in vitro: effect on cell number, viability, and DNA synthesis. Prostate 32(3): 188-95.

Maramag C, Menon M, Balaji KC et al. (1997) Reduced mononuclear leukocyte ascorbic acid content in adults with insulin-dependent diabetes mellitus consuming adequate dietary vitamin C. Metabolism 32(3): 146-9.

Marasini B, Cicardi GC, Martignoni GC et al. (1978) Treatment of hereditary angioedema. Klinische Wochenschrift 56: 819-823.

Marcus SL, Dutcher JP, Paietta E et al. (1987) Severe Hypovitaminosis C Occuring as the Result of Adoptive Immunotherapy with High-Dose Interleukin 2 and Lymphokine-activated Killer Cells. Cancer Research 47: 4208-4212.

Martens BPM. (1984) Clinical experience with tranexamic acid in urticaria and angioedema. British Journal of Dermatology 111: 481-482.

Munch EP, Weeke B. (1985) Non-hereditary angioedema treated with tranexamic acid. Allergy 40: 92-97.

Ngkeekwong FC. (1997) Two distinct uptake mechanisms for ascorbate and dehydroascorbate in human lymphoblasts and their interaction with glucose. Biochemical Journal 76(3): 225-30.

Ock'e MC, Kromhout D, Menotti A et al. (1997) Vitamin C inhibits random migration of malignant pleural effusion mononuclear cells. Archivum immunologiae et therapiae experimentalis (Warsz) 61 (4): 87-91.

Paganelli GM, Biasco G, Brandi G. (1992) Effect of vitamin A, C and E supplementation on rectal cell proliferation in patients with colorectal adenomas. Journal of the National Cancer Institute 32(1): 47-51.

Pandey DK, Shekelle R, Selwyn BJ et al. (1995) Dietary vitamin C and beta-carotene and risk of death in middle-aged men. The Western Electric Study. American Journal of Epidemiology 65(12): 1269-78.

Poydock ME. (1991) Effect of combined ascorbic acid and B-12 on survival of mice with implanted Ehrlich carcinoma and L1210 leukemia. American Journal of

Clinical Nutrition 76(3): 1261S-1265S.

Rath M (1991) Solution to the puzzle of human cardiovascular disease: Its primary role is ascorbate deficiency, leading to the deposition of lipoprotein(a) and fibrinogen/fibrin in the vascular wall. Journal of Orthomolecular Medicine, 7, 17-23.

Rath M (1992) Plasmin induced proteolysis and the role of apoprotein (a), lysin and synthetic lysine analogs. Journal of Orthomolecular Medicine, 7, 17-23.

Rath M. (1994) Why animals don't get heart attacks - but people do. Deutsche Übersetzung (1996) Warum kennen Tiere keinen Herzinfarkt - aber wir Menschen. MR Publishing, Almelo.

Rivas CI, Vera JC, Guaiquil VH et al. (1997) Increased uptake and accumulation of vitamin C in human immunodeficiency virus 1-infected hematopoietic cell lines. Journal of Biological Chemistry 272(9):5814-20.

Roomi MW, House D, Eckert-Macksi'c M et al. (1998) Growth suppression of malignant leukemia cell line in vitro by ascorbic acid (vitamin C) and its derivatives. Cancer Letters 122 (1-2): 93-9.

Sheffer AL, Austen KF, Rosen FS. (1972) Tranexamic acid therapy in hereditary angioneurotic odema. New England Journal of Medicine 287: 452-454.

Sigurdsson K, Johnsson JE, Tropé C. (1983) Tranexamic acid for the treatment of advanced ovarian carcinoma. Acta obstetriticia et gynecologica scandinavica 62: 265-266.

Skriver L, Larsson LI, Kielberg V et al. (1984) Immunocytochemical localization of urokinase-type plasminogen activator in lewis lung carcinoma. The Journal of Cell Biology 99: 752-757.

Smith ME, Amaducci LA. (1982) Observations on the effects of protease inhibitors on the suppression of experimental allergic encephalomyelitis. Neurochemical Research 7/5: 541-554.

Soma H, Sashida T, Yoshida M et al. (1980) Treatment of advanced ovarian cancer with fibrinolytic inhibitor (tranexamic acid). Acta obstetrica et gynecologica scandinavica 59: 285-287.

Strickland S, Beers WH. (1976) Studies on the role of plasminogen activator in ovulation. The Journal of Biological Chemistry 251/ 18: 5694-5702.

VanEenwyk J, Davis FG, Colman N. (1992) Folate, vitamin C, and cervical intraepithelial neoplasia [see comments]. Cancer Epidemiology, Biomarkers and Prevention 61(2): 119-24.

Werb Z, Mainardi CL, Vater CA et al. (1977) Endegenous activation of latent collagenase by rheumatoid synovial cells. The New England Journal of Medicine 296/ 18.

Zhang HM, Wakisaka N, Maeda O et al. (1997) Vitamin C inhibits the growth of a bacterial risk factor for gastric carcinoma: Helicobacter pylori. Cancer 32(10):1897-903.